QUELLES EAUX

VEUT-ON FAIRE BOIRE AUX PARISIENS?

LES EAUX DE PARIS

ÉTUDIÉES AU POINT DE VUE

DE LA SANTÉ PUBLIQUE

PAR

LE DOCTEUR A. LINAS

Membre de plusieurs Sociétés savantes
Un des Rédacteurs de la *Gazette hebdomadaire de médecine et de chirurgie* de Paris.

« L'eau potable doit être comme la femme de César, à l'abri du soupçon. »

(*Un hygiéniste anglais, cité par* ARAGO.)

PARIS

E. DENTU, LIBRAIRE-ÉDITEUR

Palais-Royal, 13 et 17, Galerie d'Orléans

Août 1862

LES

EAUX DE PARIS

UN RÉSUMÉ DE CE TRAVAIL A ÉTÉ PUBLIÉ EN AVRIL, MAI ET JUIN DERNIER, DANS LA *Gazette hebdomadaire de médecine et de chirurgie*, DE M. LE DOCTEUR DECHAMBRE, ÉDITÉE PAR MM. VICTOR MASSON ET FILS.

Paris. — Imprimerie de L. MARTINET, rue Mignon, 2.

QUELLES EAUX

VEUT-ON FAIRE BOIRE AUX PARISIENS?

LES EAUX DE PARIS

ÉTUDIÉES AU POINT DE VUE

DE LA SANTÉ PUBLIQUE

PAR

LE DOCTEUR A. LINAS

Membre de plusieurs Sociétés savantes
Un des Rédacteurs de la *Gazette hebdomadaire de médecine et de chirurgie* de Paris.

« L'eau potable doit être comme la femme de César, à l'abri du soupçon. »

(*Un hygiéniste anglais, cité par* ARAGO.)

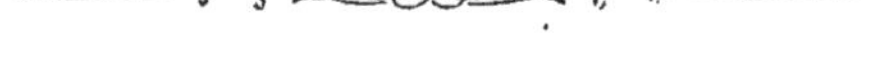

PARIS

E. DENTU, LIBRAIRE-ÉDITEUR

Palais-Royal, 13 et 17, Galerie d'Orléans

Août 1862

AVANT-PROPOS

Il existe encore dans le public de grandes préventions contre l'usage des eaux de source, qui serviront bientôt à l'alimentation de Paris. Ces préventions seraient dissipées, à coup sûr, si chacun avait pu lire et méditer les remarquables *Mémoires* de M. le préfet de la Seine et les savants *Rapports* de M. Dumas et de M. Robinet.

Mais, malheureusement, peu de gens ont le temps ou le goût d'étudier, comme il convient, des pièces administratives, des documents officiels remplis de détails techniques, hérissés de chiffres, et parlant le langage sévère des bureaux ou des académies.

Il était donc opportun, pour éclairer la population sur ses véritables intérêts, et pour lui faire apprécier l'excellence et l'utilité du projet municipal, de présenter la question des *eaux de Paris* sous une forme simple et précise, dépouillée de ces calculs arides et de ces discussions austères qui effrayent la majorité des lecteurs.

Cette tâche a été remplie avec une rare habileté par M. Louis Figuier.

Je n'ai pas la prétention de faire mieux que cet écrivain distingué; mais je crois qu'on peut faire autrement, et je veux le tenter.

Comme tout se tient et tout se lie dans cette vaste question, je l'envisagerai aussi dans son ensemble; mais, au lieu d'accorder à tous ses éléments une importance égale, je passerai rapidement sur la partie technique et administrative; et je m'étendrai de préférence, avec des développements plus complets, sur tout ce qui touche à l'*hygiène* et à la *santé publique*. Car c'est là, si je ne m'abuse, le point culminant du problème, celui qui prime et qui efface tous les autres, celui qui intéresse et préoccupe le plus sérieusement la population, celui enfin qui a servi de prétexte aux critiques les plus ardentes et de thème aux plus fougueuses déclamations.

Paris, mai 1862.

LES EAUX DE PARIS

ÉTUDIÉES PRINCIPALEMENT

AU POINT DE VUE

DE LA SANTÉ PUBLIQUE

I

État de la question. — Son importance hygiénique.

On n'a pas oublié les débats passionnés, les discussions orageuses, qu'a soulevés, dans le public et dans la presse, la question des *Eaux de Paris.* Tout récemment encore, M. Robinet, le savant rapporteur du projet de dérivation des sources de la Dhuis, adressait, sous le couvert anodin d'une *Lettre à un conseiller d'État*, une vigoureuse réplique à ses contradicteurs, ou, pour parler plus exactement, aux adversaires des projets de la ville de Paris. Peu de jours après, le MONITEUR UNIVERSEL mettait un terme à la querelle, annonçait la victoire de M. Robinet et donnait satisfaction à l'administration municipale, en promulguant un décret, en date du 4 mars dernier, qui *déclare d'utilité publique les travaux à faire pour la dérivation des sources de la Dhuis, dans l'intérêt de l'alimentation de la ville de Paris.*

Voilà donc la question sortie de la période militante pour entrer dans ce qu'on appelle ailleurs le domaine des faits accomplis.

Dans une question si complexe, où se débattaient les intérêts les plus divers et où s'agitaient, sous le masque de la science et sous le prétexte du bien public, des passions privées et des oppositions systématiques, nous avons jugé digne et prudent, n'étant point d'humeur querelleuse, de nous retrancher derrière le principe de non-intervention et d'attendre, en observant la plus stricte neutralité, les résultats de la lutte.

Mais, aujourd'hui, nous voulons mettre à profit le bénéfice de cette neutralité; et, maintenant que nous avons en nos mains toutes les pièces du procès, nous croyons qu'il ne sera pas sans utilité de retracer l'évolution de cette immense entreprise, de passer rapidement en revue les documents les plus importants, de signaler les points d'hygiène qui ont été incidemment touchés et discutés dans le cours de l'enquête, et d'examiner enfin si la manière dont le problème a été résolu est la plus conforme aux prescriptions de la science et la plus propre à atteindre le but hygiénique vers lequel doivent tendre sans cesse les efforts d'une administration prévoyante et soucieuse de la santé publique.

Ce travail ne sera ni un anachronisme, ni un hors-d'œuvre; car cette question des eaux de Paris, envisagée surtout au point de vue où nous nous plaçons, est toujours pleine d'actualité ; elle est de tous les temps et de tous les lieux ; elle appartient au présent et à l'avenir aussi bien qu'au passé. Ce n'est pas non plus une question d'un intérêt exclusivement local, une question purement parisienne : elle est d'un intérêt général, universel. En effet, elle se rattache à un des chapitres les plus considérables de l'hygiène publique; et sa solution est destinée à régler pour longtemps, peut-être même à arrêter d'une manière indéfinie, sinon définitive, les principes sur lesquels devra reposer désormais l'art de l'approvisionnement et de la distribution des eaux dans les grandes villes.

A ce titre, elle mérite de fixer l'attention des médecins de tous les pays; et son étude intéresse les hygiénistes de Londres et de Berlin, de Vienne et de Saint-Pétersbourg, aussi bien que ceux de Paris.

II

Régime actuel des eaux de Paris. — Son insuffisance, ses imperfections.

Comme on le sait, Paris reçoit actuellement ses eaux : 1° de la Seine (par les machines de Saint-Ouen, de Clichy, de Neuilly, d'Auteuil, de Chaillot, du quai d'Austerlitz et d'Alfort); 2° du canal de l'Ourcq ; 3° d'Arcueil ; 4° du puits artésien de Grenelle; 5° des sources de Belleville et des Prés-Saint-Gervais.

Sur les 143,400 mètres cubes d'eau fournis journellement par ces diverses provenances, 60,000 sont consacrés aux services privés et 93,000 mètres environ aux services publics, ou restent disponibles; d'où il résulte qu'il n'y a guère que 35 litres par tête d'habitant et par jour. En outre, sur 56,481 maisons que compte aujourd'hui Paris, il y en a 35,533 au moins qui n'ont que de l'eau de puits, ou même aucune espèce d'eau, ainsi que l'a déjà constaté plusieurs fois la Commission des logements insalubres. Enfin, parmi les habitations les mieux pourvues, quelques-unes seulement reçoivent l'eau jusqu'au deuxième ou troisième étage, tandis qu'à Londres elle est mise à la disposition de toutes les maisons particulières et y monte à toutes les hauteurs.

« Paris, écrit M. Robinet (*Rapport sur le projet de dérivation des sources de la Dhuis*), malgré les efforts immenses et persévérants de tous ses administrateurs, ne reçoit encore qu'une quantité d'eau inférieure (eu égard au chiffre de sa population) à celle dont on dispose dans plusieurs capitales, et même dans quelques villes de France de second et de troisième ordre. »

En effet, au point de vue de l'abondance des eaux, non-seulement Paris est singulièrement distancé par Rome, Londres, Glascow, Édimbourg, Gênes, Genève, New-York, Marseille, Bordeaux, Toulouse, Grenoble, Besançon, Dijon et Montpellier; mais il est même (*proh pudor!*) cent piques au-dessous de Carcassonne et de Castelnaudary, qui donnent libéralement à leurs habitants, l'une 400, l'autre 150 litres d'eau par jour!

M. le préfet de la Seine a donc pu dire avec raison, dans un de ses remarquables *Mémoires* : « Paris, qui a la prétention d'être à la tête de la civilisation moderne, le siége principal des sciences et des arts, le chef-d'œuvre des architectes et des ingénieurs, le modèle de la bonne administration populaire, la véritable Rome du siècle présent, Paris en est encore aux expédients pour fournir à toutes les branches du service de ses eaux les quantités rigoureusement nécessaires. Ses fontaines monumentales ne coulent que pendant le jour, et laissent voir trop souvent encore leurs vasques et leurs statues desséchées. Les bornes fontaines sont rationnées; quand elles s'ouvrent, les conduites des maisons particulières se tarissent. »

Et ce n'est pas uniquement eu égard à la quantité que les eaux de Paris sont inférieures à celles de la plupart des autres grandes villes de France et d'Europe; elles sont aussi des plus mal classées sous le rapport de la qualité. Je ne veux pas m'arrêter maintenant sur ce sujet, qui a soulevé de vives contestations, et qui sera traité plus loin avec tous les détails que réclame son importance. Qu'il me suffise de dire ici ce qui est devenu banal, ce que tous les Parisiens ne savent que trop, c'est qu'on boit à Paris de l'eau *chaude* en été, de l'eau *froide* en hiver, de l'eau *trouble* pendant cen soixante jours de l'année et, dans toutes les saisons, une ea *souillée* par les déjections les plus infectes, par les impureté les plus immondes, en dépit de la décevante limpidité que lu communique le filtrage.

L'eau, qui est un des premiers et des plus légitimes be soins de l'homme, l'eau que Dieu a répandue avec profusio dans la nature, et qui est un don gratuit de sa providence l'eau est donc distribuée dans Paris avec une déplorable par cimonie; elle y est devenue une denrée, une marchandise que le riche achète relativement très bon marché à la faveu des concessions municipales, mais que le pauvre, s'il veu l'avoir bonne, paie très cher au porteur d'eau.

III

Condamnation du service hydraulique actuel. Problème à résoudre.

Une administration qui se distingue entre toutes par une prodigieuse activité, par une rare sollicitude du bien public, par la grandeur de ses œuvres, j'ai presque dit par la magnifique hardiesse de ses entreprises ; une administration qui a pris à cœur de transfigurer Paris et d'en faire la ville la plus belle et la plus salubre du monde, ne pouvait pas rester longtemps indifférente en présence d'un service hydraulique aussi défectueux, aussi imparfait, et qui plaçait, à cet égard, la capitale de la France dans un rang subalterne parmi les cités.

Comme tous les abus de l'ancien régime, le régime actuel des eaux de Paris devait donc avoir aussi son 4 août. C'est, en effet, le 4 août 1854 que M. le préfet de la Seine porta la question des eaux de Paris à l'ordre du jour du Conseil municipal, vint dénoncer à sa barre les imperfections de cette importante branche du service public, et proposer les bases d'un système complétement différent.

» Il m'a paru, dit M. Haussmann, qu'une eau de rivière, chargée de détritus animaux et végétaux que les riverains y jettent, des sels malfaisants et des matières terreuses que les ruisseaux ou les torrents y apportent, échauffée d'ailleurs par le soleil de juillet, ou gelée en hiver, ne pouvait être offerte en boisson aux habitants d'un grand centre de civilisation, sinon comme pis aller et à défaut d'une eau plus saine, plus claire et d'une température moins variable. »

Amener une véritable rivière à Paris; fournir, en abondance et à bas prix, à tous les habitants une eau salubre, toujours limpide, fraîche en été, douce en hiver; faire circuler cette eau jusque sur les points les plus culminants, la distribuer avec régularité aux étages les plus élevés de chaque maison; lui procurer un facile écoulement sous le pavé de toutes les rues, et effectuer une révolution salutaire dans toutes les parties de l'assainissement public, — tel est le grand et difficile problème que le chef de l'édilité parisienne ne craignit pas d'aborder de front.

Voyons, d'après l'analyse sommaire des documents officiels, de quelle manière ce problème fut envisagé et résolu par l'administration, avec le concours des savants les plus compétents et les plus autorisés, membres de l'Institut, membres de l'Académie de médecine, membres du Conseil général d'hygiène et de salubrité publique, ingénieurs, géologues, hydrauliciens, chimistes et médecins.

IV

Exposé sommaire des documents officiels et du projet municipal. — Premier mémoire de M. le préfet de la Seine. — Délibération du Conseil municipal. — Mission confiée à MM. Belgrand, Collignon, Lesguillier et Rozat de Mandres. — Deuxième mémoire de M. le préfet de la Seine.

Dans un *premier Mémoire* (4 août 1854), M. Haussmann trace l'historique du régime actuel, décrit le mode de distribution des eaux dans Paris, signale les défauts de ce régime, expose les systèmes d'amélioration proposés (établissement d'une prise d'eau à l'extrémité du barrage du Pont-Neuf, construction d'une vaste usine, soit au pont d'Austerlitz, soit au pont d'Ivry, en amont du confluent de la Marne), formule les conditions d'un bon service, et démontre que les moyens précédents ne sauraient y satisfaire; puis M. le préfet développe le résultat des études nouvelles entreprises par M. l'ingénieur Belgrand, traite assez longuement de l'égout des eaux, des vidanges et de la canalisation complète de Paris; il déclare que, pour assainir et embellir la grande cité, ce n'est pas assez de faire pénétrer l'air et la lumière partout dans ses murs, il faut encore vivifier la ville entière par des eaux abondantes; enfin, il conclut en formulant le projet d'une immense opération comprenant trois ordres de travaux : 1° dérivation sur Paris, par un aqueduc fermé, des sources de la Somme et de la Soude; 2° établissement de distributions complètes et distinctes des eaux affectées aux usages publics et privés; 3° assainissement général de la ville par une canalisation normale.

Par une délibération en date du 12 janvier 1855, le Conseil municipal ayant constaté que, dans le régime actuel, les eaux de Paris ne satisfont pas aux besoins de ses habitants, prit en considération l'avant-projet de dérivation d'eaux de sources présenté par M. le préfet, et l'autorisa à poursuivre d'une manière complète et détaillée l'étude encore ébauchée de cette question.

En conséquence, M. le préfet de la Seine chargea un service spécial d'ingénieurs, composé de MM. Belgrand, Collignon, Lesguillier et Rozat de Mandres de dresser le plan d'un projet définitif, tendant à dériver sur Paris, à la hauteur de 80 mètres au moins au-dessus du niveau de la mer, 100,000 mètres cubes, par vingt-quatre heures, d'eau de source de bonne qualité.

Le travail des ingénieurs, comprenant le plan complet de dérivation, les études chimiques et hydrauliques sur les cours d'eau à dériver, le tracé des aqueducs, le devis des dépenses, fut déposé, le 7 mai 1856, aux bureaux de l'administration municipale.

Le 16 juillet suivant, ces projets définitifs furent communiqués au Conseil municipal et lumineusement développés dans un *deuxième Mémoire* de M. le préfet de la Seine, qui renfermait, en outre, des propositions précises et complètes en ce qui concerne la canalisation et l'assainissement de la ville.

Dans ce savant et volumineux mémoire, qui restera comme un modèle du genre, M. Haussmann aborde résolument toutes les questions d'administration, d'économie municipale, d'hydraulique, de géologie, de chimie et d'hygiène, que comporte le problème à résoudre. Il rappelle la merveilleuse organisation du service des eaux dans l'ancienne Rome; il décrit les grands travaux accomplis par les Romains pour assurer à la capitale et aux principales villes de l'empire une distribution d'eaux abondantes et pures, et il parle avec une légitime admiration de ces magnifiques aqueducs qui ont bravé l'action destructive du temps et des barbares, et qui, après tant de vicissitudes, conduisent encore vers Rome une quantité d'eau incroyable, à faire honte aux distributions parcimonieuses des villes actuelles, les mieux pourvues.

Puis M. le préfet discute les différents systèmes d'invention moderne, basés sur l'emploi des turbines ou des machines à vapeur; et, mettant en balance leurs avantages et leurs inconvénients, il est conduit à les proscrire et à donner la préférence aux aqueducs, tant sous le rapport de l'économie que de la régularité du service.

Les projets relatifs à l'établissement de nouvelles prises d'eau sur la Seine étant ainsi écartés, M. Haussmann étudie celui de la dérivation. Le premier point à vider était celui-ci : existait-il dans le voisinage de Paris des sources à une altitude convenable, suffisamment abondantes et pures pour alimenter ses 1,700,000 habitants?

Dans le but de répondre à cette question, MM. les ingénieurs du service municipal se sont livrés à de longues et patientes recherches. Ils ont révisé soigneusement les projets de dérivation proposés à différentes époques: celui de l'Eure, sous Louis XIV; celui de l'Yvette, par de Parcieux, en 1762; celui de la Bièvre, par M. Fer de Lanouerre, en 1782; et celui de la Beuvronne, par M. Brullée, en 1785. Ils ont exploré eux-mêmes ces cours d'eau, mesurant l'altitude de leurs sources, jaugeant la proportion de leur débit, déterminant leurs propriétés physiques et leur constitution chimique.

Ayant reconnu, par des investigations directes, qu'aucun de ces projets ne pouvait satisfaire aux conditions essentielles du programme municipal, et que la dérivation de l'Essonne et de la Juine était impraticable à cause des nombreuses et importantes usines que ces rivières mettent en mouvement, MM. les ingénieurs allèrent chercher loin de Paris des sources limpides, fraîches et salubres, que leur refusait le sol parisien.

De nouvelles études, entreprises de concert par les quatre ingénieurs, confirmèrent de tous points le jugement favorable que l'un d'eux, M. Belgrand, avait déjà porté sur quelques-unes des belles sources qui émergent des terrains crayeux de la Champagne et forment trois rivières principales, tributaires de la Marne, à savoir : la Somme-Soude, le Sourdon et la Dhuis. En joignant à ces eaux celles de la Vanne, petite rivière du bassin de la Seine, qui se jette dans l'Yonne à Sens, on possédait tous les éléments nécessaires pour résoudre le problème, c'est-à-dire pour amener journellement vers Paris 200,000 mètres cubes, ou plus de 100 litres par habitant, d'une eau toujours claire, toujours fraîche et douée des meilleures qualités hygiéniques.

Le mémoire de M. Haussmann expose ensuite le projet de l'aqueduc de dérivation, développe le plan de la nouvelle distribution d'eaux dans Paris, et se termine par une discussion approfondie des voies et moyens propres à assurer la réalisation de tous ces travaux.

V

Contre-projets. — Élévation des eaux de la Seine. — Dérivation de la Loire. — Puits artésiens.

Rapport de M. Dumas. — Troisième mémoire de M. le préfet de la Seine.

Rapport de M. Robinet sur le projet de dérivation des sources de la Dhuis.

Pendant le cours des études municipales, des contre-projets s'étaient produits, « depuis longtemps élaborés par des hommes exercés et habiles ».

Assurément, il ne pouvait venir à l'esprit de personne de contester l'insuffisance et les imperfections du service hydraulique actuel. Tout le monde s'accordait donc à proclamer la nécessité de « constituer sur un plan sérieux et définitif ce qu'on peut appeler, suivant l'heureuse expression de M. Dumas, le système veineux et le système artériel de Paris. » Mais les avis étaient très divisés sur les moyens à prendre pour réaliser cette grande mesure d'utilité publique.

M. Girard, « hydraulicien bien connu, sans vouloir entrer en concurrence avec le projet de dérivation, qu'il considère comme la vraie solution du problème pour les eaux domestiques, proposait d'élever l'eau de la Seine, pour les besoins municipaux, en tirant parti de la chute du Pont-Neuf, à l'aide d'un nouveau système de turbines de son invention, turbines-hélices à axe horizontal. »

M. Lechâtelier, « un de nos plus savants ingénieurs, proposait aussi d'élever l'eau de la Seine au moyen de machines à vapeur placées au pont d'Ivry. »

En troisième lieu, un ingénieur civil (qu'on ne nomme pas, mais qui s'appelle M. Radiguel), « esprit plus hardi et plus ingénieux que pratique, demandait qu'on substituât à la dérivation des eaux de la Champagne celle des eaux de la Loire. »

Plus tard, ce dernier projet « ou plutôt cette idée » fut reprise, « corrigée, modifiée et accommodée, tant bien que mal au programme de la ville, » par M. Grissot de Passy, ingénieur des ponts et chaussées.

D'autres, enfin, éblouis, fascinés par les beaux résultats du puits artésien de Passy, voulaient qu'on creusât ainsi le sol tout autour de Paris pour en faire jaillir les 170,000 mètres cubes d'eau réclamés par l'administration municipale.

L'étude et la discussion de ces contre-projets devaient ajourner pour un an l'exécution du plan adopté par l'édilité parisienne.

Conformément à l'avis du Conseil général des ponts et chaussées, MM. les ingénieurs du service municipal reçurent la mission de dresser un plan de dérivation de la Loire et un projet de distribution des eaux de la Seine; et M. Farcot, l'un de nos plus habiles mécaniciens, fut chargé de fournir les devis des machines nécessaires pour élever les eaux de la Seine à la hauteur moyenne de 64 mètres.

D'autre part, une commission, composée de MM. Dumas, Élie de Beaumont, Pelouze, Robinet, Avril, Lorieux et Michal, examina la question de savoir « s'il serait possible et convenable de pourvoir exclusivement, au moyen de puits artésiens, à l'alimentation de tous les services publics et privés de distribution d'eau de la ville de Paris. »

Un premier rapport de M. Dumas, de tous points favorable aux vues du chef de l'édilité parisienne (18 mars 1859), et un *troisième Mémoire* de M. le préfet de la Seine (20 avril 1860), où étaient exposés les résultats du travail confié aux ingénieurs du service municipal et à M. Farcot, obtinrent la sanction du Conseil municipal qui, par deux délibérations, en date du 18 mars 1859 et du 18 mai 1860, décida qu'il y avait lieu de persister dans le système de dérivation d'une partie des eaux souterraines de la Somme-Soude, de la Vanne, de la Dhuis, du Surmelin, etc.

Les contre-projets de MM. Girard, Duchatelier, Radiguel et Grissot de Passy, furent écartés par les ingénieurs du service civil, par les commissions spéciales, par le conseil général des ponts-et-chaussées et par l'administration municipale, pour les motifs suivants :

1° Parce que les eaux des fleuves ne peuvent être bues sans préparation, c'est-à-dire sans être filtrées et rafraîchies, et que, par conséquent, elles ne sauraient convenir aux classes ouvrières et aux ménages pauvres; — 2° parce que le service hydraulique principal de Paris ne doit pas être subordonné à l'emploi incertain des machines, au prix probablement croissant de la houille, enfin aux éventualités des ressources annuelles des budjets futurs de la ville; — 3° en ce qui concerne spécialement la Loire, on a reconnu que sa dérivation, hérissée de difficultés, occasionnerait des dépenses excessives, et que la filtration en grand de ses eaux, telle qu'elle était proposée par M. de Passy, était impraticable.

Quant aux puits artésiens, il a paru imprudent d'y recourir comme base exclusive de l'alimentation de Paris : 1° parce que les eaux artésiennes sont chaudes et non aérées; 2° parce que leur débit est exposé aux mille variations résultant de toutes les entreprises de l'intérêt privé et des accidents qui peuvent se produire dans les couches du sol qu'elles traversent : ruptures, crevasses, éboulements, oblitérations partielles ou complètes, etc.

D'autres raisons encore ont été invoquées par l'édilité parisienne, en vue de justifier ses répugnances pour les contre-projets et ses préférences pour la dérivation des sources champenoises; mais ces raisons, étant surtout empruntées à des considérations de l'ordre hygiénique, trouveront plus naturellement leur place dans un article ultérieur.

Convaincue par les résultats d'une longue, laborieuse et savante enquête de la supériorité des projets administratifs, la ville de Paris a fait, à gros deniers, l'acquisition des sources privilégiées de la Dhuis, du Sourdon, du Surmelin et de la Vanne ; mais elle n'a pu triompher encore des résistances de la commission du département de la Marne, qui jusqu'à présent a formellement repoussé la concession des sources de la Somme-Soude.

Aucune opposition sérieuse ne s'étant manifestée contre le projet de dérivation de la Dhuis dans les localités intéressées, un arrêté de M. le préfet de la Seine, en date du 25 avril 1861, nomma une Commission d'enquête administrative chargée d'examiner ce projet, qui doit être mis le premier à exécution.

Cette commission, dans laquelle figurent les noms de trois médecins, MM. P. Dubois, Mêlier et Michel de Trétaigne, d'un membre de l'Institut, M. Élie de Beaumont, et d'un chimiste éminent, membre de l'Académie de médecine, M. Robinet, *rapporteur*, émit l'avis qu'il y avait lieu : 1° d'augmenter, dans une large proportion, la quantité d'eau destinée aux services publics et privés de la ville de Paris, et notamment en eau propre aux usages domestiques ; 2° de préférer, à cet effet, des eaux de source potables, limpides et d'une température constamment modérée, à des eaux de rivière quelconques (août 1861).

VI

Description sommaire du plan de dérivation. — Captage des eaux. — Aqueducs. — Réservoirs. — Distribution des eaux dérivées dans Paris.

Les eaux à dériver, « pas plus que l'Ourcq ou la Seine, ne sont exemptes des inconvénients qui doivent faire écarter de la consommation publique les eaux coulant à ciel ouvert. Les pluies les troublent, les végétaux les corrompent; les cultures ou les maisons riveraines les chargent d'immondices; l'été les échauffe, et l'hiver les glace. »

Il importait donc avant tout, dans l'exécution des ouvrages destinés à conduire et à distribuer dans Paris les eaux nouvelles, de prendre toutes les mesures, toutes les précautions nécessaires pour garantir le liquide des injures du dehors et des vicissitudes atmosphériques, pour lui conserver sa fraîcheur et sa pureté originelles pendant toute la durée d'un long parcours, et jusqu'à la fontaine du consommateur.

On va voir comment tout doit concourir à la réalisation de ce but essentiel dans le procédé de captage, le projet de dérivation et le mode de distribution des eaux, constituant l'ensemble du système présenté par les ingénieurs du service municipal, et adopté par l'administration.

Voici la description sommaire de ce plan gigantesque :

Des études préliminaires, des travaux préalables de sondage et de jaugeage ont démontré, conformément aux prévisions de la géologie, que les riches et belles sources de la Somme-Soude, du Sourdon, du Surmelin, de la Dhuis et de la Vanne proviennent d'une sorte de réservoir naturel, formé par les eaux pluviales dans toute l'épaisseur d'un vaste banc de craie tendre, dernière couche perméable du sol champenois. Amassées et retenues là par la surface impénétrable du gault ou grès vert sous-jacent, ces eaux représentent un véritable lac souterrain d'une étendue considérable et d'une profondeur variable de 100 à 300 mètres, imbibant la craie, la saturant, pour ainsi dire, « et s'écoulant dès qu'un sillon ou une fissure leur en donne l'occasion. » Des observations nombreuses et des calculs approximatifs ont permis d'évaluer, en moyenne, à 795 millions de mètres cubes le tribut que les eaux météoriques versent annuellement dans cet immense réservoir.

C'est là, c'est dans la profondeur même du sol où elle est emmagasinée, qu'on se propose d'aller chercher l'eau destinée à alimenter Paris, au lieu de la recueillir directement des sources jaillissantes et visibles, ou de la puiser aux rivières qu'elles forment. A cet effet, des tranchées seront creusées jusqu'au cœur de la nappe souterraine, soit à distance, soit dans le voisinage des sources, et un peu au-dessous de leur plan inférieur. Ces tranchées seront couvertes en façon de tunnels, ou enveloppées, au besoin, d'enrochements en pierres sèches. De cette manière, les sources nouvelles, suscitées artificiellement par ce drainage énergique, seront dirigées sans altération, sans modification de température, sans mélange et sans perte vers les têtes de l'aqueduc de dérivation.

« Cet aqueduc consistera, dans la presque totalité de son parcours, en une galerie laissant couler l'eau librement entre ses parois, comme le fait le lit d'un fleuve à pente régulière, sans lui imposer ni chute, ni ascension forcée. Cette galerie en maçonnerie sera de forme cylindrique. A la traversée des vallées, elle sera portée sur des arcades toutes les fois que la profondeur du vallon au-dessous du radier de l'aqueduc n'excédera pas 10 mètres.

» Si le sol s'abaisse davantage, on aura recours aux conduites forcées ou siphons, c'est-à-dire que la galerie interrompue se continuera par deux tuyaux en fonte, posés côte à côte, suivant la déclivité du terrain, franchissant les ruisseaux ou les rivières sur des ponts construits à cet effet, et remontant par l'autre versant de la vallée jusqu'au nouveau prolongement de la galerie. »

Le diamètre intérieur de la galerie maçonnée sera de 1m,35 à 1m,50; celui des siphons, de 1 mètre à 1m,10.

Pour préserver l'eau du goût de chaux que pourrait lui communiquer la maçonnerie fraîche, la galerie sera enduite d'une chemise intérieure de ciment de 2 centimètres d'épaisseur. Afin de donner et de conserver à l'eau un degré d'aération convenable, et pour la maintenir à une température constante, l'aqueduc cheminera sous terre, à une profondeur variable d'un mètre, au minimum; au passage des ponts, les conduites en fonte seront protégées par une sorte d'enveloppe en maçonnerie; la voûte de la galerie aura 0m,20 d'épaisseur, et sera séparée de la surface de l'eau par une couche d'air de 20 centimètres environ, communiquant avec l'air atmosphérique par des regards placés de distance en distance.

L'eau coulera donc à 1 mètre et demi au-dessous du sol, c'est-à-dire à une profondeur telle qu'elle gardera, dans tout son trajet, la température des caves, ou une température moyenne comprise entre 9 et 12 degrés.

Tel est le plan général des trois aqueducs de dérivation.

Ces aqueducs alimenteront trois vastes réservoirs, d'une capacité moyenne de 100,000 mètres cubes, placés « aux sommets d'un immense triangle embrassant la ville entière, » sur les points les plus culminants de la circonscription parisienne. L'aqueduc de la Dhuis et des sources complémentaires du Surmelin, du Sourdon et des Vertus, partant des environs de Château-Thierry, et d'une altitude de 130 mètres, parcourra 35 lieues et versera ses 40,000 mètres cubes d'eau dans le réservoir de Ménilmontant, à 108 mètres au-dessus du niveau de la mer, et à 82 mètres au-dessus de l'étiage de la Seine. L'aqueduc de la Somme-Soude, commençant entre Châlons-sur-Marne et Épernay, à 107 mètres d'altitude, mesurera 45 lieues, et fournira ses 60,000 mètres cubes d'eau au réservoir de Passy, à 80 mètres au-dessus du niveau de la mer, et à 60 mètres au-dessus de l'étiage de la Seine. L'aqueduc de la Vanne ayant son point de départ au delà de Sens, entre Villeneuve-l'Archevêque et Estissac, à une altitude de 120 mètres, versera, après un parcours de 41 lieues, ses 63,000 mètres cubes d'eau dans le réservoir de Montrouge, à une altitude de 82 mètres.

Les réservoirs seront construits suivant les mêmes principes que les aqueducs, avec les mêmes soins et les mêmes précautions propres à prévenir l'altération de l'eau. Ils seront faits de murs épais, impénétrables, et d'une solidité à toute épreuve, « voûtés dans toute leur étendue, afin de conserver l'eau fraîche, et de la préserver de cette végétation qui se développe si rapidement dans toute masse d'eau accessible à l'air extérieur et aux rayons solaires. » Ils seront, en outre, « divisés en plusieurs compartiments qui pourront être vidés successivement, de telle sorte qu'on puisse opérer au besoin des nettoyages qu'aucun réservoir ne peut éviter, quelle que soit l'eau qu'il reçoit. »

Les trois réservoirs seront mis en communication par d'énormes conduites en fonte de $1^{m},10$ de diamètre, qui, « comme des rameaux vigoureux, porteront aux branches secondaires l'abondance et la vie... » « Toutes les conduites, sans exception, seront placées dans les galeries d'égoût et convenablement isolées, en vue de maintenir constante la température de l'eau. »

J'emprunte à l'excellent ouvrage de M. L. Figuier sur les *eaux de Paris* les passages suivants, qui serviront de complément aux détails que je viens de donner relativement aux projets d'aménagement et de répartition des eaux nouvelles :

« Les 40,000 mètres cubes d'eau de l'aqueduc de la Dhuis alimenteront les quartiers hauts de Passy, Montmartre, Belleville, Montrouge, et les plateaux du Panthéon et de la Butte-aux-Cailles. Les 60,000 mètres cubes d'eau de l'aqueduc de la Somme-Soude se répartiront dans les quartiers moyennement élevés. Si cet aqueduc se construit, on ne prendra dans la Vanne que les eaux actuellement achetées, soit 70,000 mètres cubes qui seront distribuées aux habitants des quartiers bas.

» Mais, évidemment, il n'est pas nécessaire de construire ces trois aqueducs simultanément. Il faudra, en effet, un grand nombre d'années pour distribuer 170,000 mètres cubes d'eau dans les maisons de Paris ; on devra donc se contenter d'amener d'abord l'eau nécessaire pour assurer le commencement de ce service.

» C'est l'aqueduc de la Dhuis qui sera construit le premier, parce qu'il desservira les quartiers les plus élevés. Comme il amènera une quantité d'eau beaucoup plus grande qu'il n'en faudra d'abord dans les quartiers hauts de la ville, le trop-plein de ces eaux se déversera dans les parties moyennes et basses. Lorsqu'on reconnaîtra la nécessité d'amener à Paris un volume d'eau potable plus considérable, l'aqueduc de la Somme-Soude sera construit, et déversera sur les parties moyennes et basses de la ville ses 60,000 mètres cubes d'eau. Enfin, quand le développement des besoins de la population exigera un dernier complément d'eau, ce qui, selon toute probabilité, n'aura lieu que dans un avenir éloigné, le troisième aqueduc, celui de la Vanne, sera construit, et ses eaux seront distribuées dans les quartiers bas. »

VII

Objections dirigées contre le projet municipal.

Le système dont je viens de faire connaître sommairement les dispositions principales, « heureuse alliance des antiques monuments avec les procédés modernes, » ce système si ingénieux et si hardi dans sa conception, si vaste et si grandiose dans son exécution, si plein de prévoyance dans ses moyens, et si sage dans son but, devait produire une émotion profonde, et devenir l'objet des jugements les plus divers. Mais il faut dire qu'il rencontra plus d'adversaires acharnés que de chauds partisans, plus d'oppositions passionnées que d'adhésions enthousiastes.

A mesure que l'édilité parisienne marchait vers le but de ses persévérants efforts, l'opposition se montrait, en effet plus ardente et plus impitoyable. Ce fut surtout un *tolle* général quand parut le rapport de M. Robinet approuvant sans réserve le projet de dérivation de la Dhuis.

Battue sur le terrain administratif, l'opposition crut devoir tenter un appel désespéré à l'opinion publique.

Une imposante légion d'ingénieurs, d'hydrauliciens, d'économistes, de médecins, de chimistes, d'industriels, voire de gens de lettres, prit à tâche, dans maints journaux et dans maintes brochures, de jeter l'alarme au sein de la population parisienne, d'opposer à l'envi des difficultés, des chances aléatoires, des inconnues, des impossibilités même au projet municipal, et de célébrer avec emphase l'excellence et la supériorité des projets rivaux qu'on venait de répudier.

Pour plus de clarté, je grouperai dans l'ordre suivant les objections sans nombre dont le projet adopté eut à soutenir le choc : 1° objections économiques ou financières ; 2° hydrauliques ; 3° géologiques ; 4° physiques et chimiques ; 5° administratives et légales ; 6° philanthropiques, patriotiques et sentimentales ; 7° physiologiques ; 8° hygiéniques.

Les six premières catégories d'objections ne sont point de notre compétence, et d'ailleurs elles s'écartent trop de la nature et du but du présent ouvrage pour que je m'y arrête longtemps ; je me contenterai de les énoncer brièvement, en empruntant quelquefois à M. Londe la formule correcte et le tour concis qu'il a su leur donner dans le travail qu'il a publié, en octobre et novembre derniers, dans l'INDÉPENDANCE BELGE.

Quant aux objections tirées de l'hygiène, je m'en occuperai longuement dans un autre chapitre.

1° *Objections économiques ou financières.* — Un des arguments qui ont le plus vivement frappé le public se tire des frais énormes occasionnés par les travaux de dérivation, et, partant, de l'élévation qui en résultera pour le prix de revient et le prix de vente de l'eau. On a dit : L'évaluation approximative de 30 millions, fixée par les devis estimatifs, sera considérablement dépassée. Elle sera doublée ou triplée, pour peu qu'il survienne des mécomptes dans les prévisions. — En utilisant les forces dont la science dispose aujourd'hui, on élèverait des masses d'eau énormes à un prix final de revient beaucoup plus économique que celui des gigantesques monuments élevés par les Romains. — L'eau de la Champagne coûtera 15 centimes par mètre cube, prix quadruple de celui auquel peuvent la fournir des machines à vapeur fonctionnant sur place, et pouvant faire ce service au prix de 4 centimes par mètre.

2° *Objections hydrauliques.* — Le travail dispendieux que l'on se propose n'est qu'une imitation servile et rétrospective des anciens Romains, auxquels étaient inconnues les forces dont la science dispose aujourd'hui. Ces forces permettent d'élever, sur place même, contre leur propre poids, des masses d'eau énormes. — C'est par des machines élévatoires mues par la vapeur, que Londres s'approvisionne d'une quantité d'eau beaucoup plus considérable que celle qui est consommée à Paris (230,000 mètres cubes par jour). — Il se trouve à Paris des entrepreneurs et des constructeurs éprouvés, capables de livrer à la ville telle quantité d'eau de Seine qu'elle désirera, aux diverses hauteurs qu'elle indiquera, à des prix qui n'atteindront guère que le quart du prix des eaux qu'on voudrait emprunter aux sources lointaines.

3° *Objections géologiques.* — Le système de la nappe d'eau souterraine, sur lequel repose le projet de captage des eaux champenoises, n'est qu'une hypothèse et peut-être une chimère. — D'ailleurs, en admettant l'existence de cette nappe souterraine, est-il admissible qu'elle soit inépuisable ? L'abaissement des eaux dans certains puits de la contrée et même la siccité complète de ces puits, dans certaines années, n'autorisent-ils pas à craindre le chômage des aqueducs et la disette d'eau dans Paris, pendant les jours de sécheresse ? — Pourquoi donc négliger les sources jaillissantes et les cours d'eau apparents, dont l'existence n'est pas douteuse et dont le débit est certain, pour rechercher au sein de la terre des eaux problématiques ?

4° *Objections chimiques et physiques.* — En raison de leur composition chimique, les eaux de la Champagne produiront dans les siphons de l'aqueduc et dans les conduites de fonte des incrustations épaisses, au point de ne plus permettre, au bout d'un certain nombre d'années, le passage de l'eau.

Ces eaux sont impropres à la cuisson des légumes et dissolvent si mal le savon, qu'il en résultera, chaque année, pour les habitants de Paris, une augmentation de 1 million 700,000 francs de frais de savon.

5° *Objections administratives et légales.* — Un préjudice considérable sera causé à la Champagne par l'apport de ses eaux. Les prairies seront privées de leurs moyens d'irrigation ; les moulins seront arrêtés ; les projets formés pour l'introduction d'une agriculture perfectionnée dans le pays ne pourront recevoir aucune suite.

Le conseil municipal de Paris a-t-il bien compris tout ce qu'il y a de grave dans l'exécution d'une mesure d'expropriation qui aura pour effet d'enlever à toute une province de France ses ressources agricoles et industrielles, tous ses éléments de vie et de prospérité? Il y a dans la conscience des peuples une loi profondément gravée qui proteste hautement et énergiquement, au nom de la morale publique et du droit naturel, contre une pareille action.

6° *Objections patriotiques et sentimentales.* — C'est dans la vallée de Saint-Gond que, en 1814, deux bataillons de volontaires du pays, qui s'étaient levés pour la défense du territoire, ont été anéantis par l'armée russe ; et c'est la contrée habitée par les descendants de ces martyrs qu'on veut réduire à mourir de soif, qu'on veut rayer de la carte du progrès agricole pour la ramener à l'état de *Champagne pouilleuse* d'il y a soixante ans !.... « Il y a dans cette vallée, dit plus pathétiquement encore M. le docteur Jolly, un lieu saint, un lieu de prières, un lieu de triste souvenir que personne n'oserait profaner, c'est la tombe de deux bataillons entiers de volontaires armés, en 1814, pour la défense de leur territoire, et qui sont tombés sous les masses de l'armée russe; tombe sacrée! où vous ne pourriez toucher sans commettre un sacrilége aux yeux du pays, qui ne vous demanderait pas seulement grâce pour ses eaux, grâce pour ses champs et ses moissons, mais pitié pour la tombe de ses enfants martyrs! »

Et puis, qu'adviendrait-il de Paris, si notre territoire était envahi de nouveau (*Dî, talem avertite casum!*) par une coalition étrangère? Les ennemis couperaient sans pitié les aqueducs de la Champagne, et chaque Parisien valide se trouverait dans la nécessité, sous peine de mourir de soif, d'aller lui-même (car l'état de porteur d'eau n'existerait plus) puiser dans la Seine sa ration habituelle, et vraisemblablement la boire sans filtration.

7° *Objection tirée de la physiologie animale et végétale.* — La population de Paris a une répugnance invincible pour les eaux de sources, et au contraire une prédilection séculaire pour les eaux de la Seine.

Un autre témoignage vivant en preuve de la supériorité des eaux de rivières sur les eaux de sources pour l'alimentation, c'est, d'une part, le choix bien marqué que l'instinct des animaux leur suggère constamment pour les eaux de rivière, et, d'autre part, l'appétence bien connue de toutes les plantes pour les eaux de rivière et les eaux de pluie bien aérées plutôt que pour les eaux crues de sources.

VIII

Réponses aux objections dirigées contre le projet municipal.

Les objections précédentes ont été discutées, et, disons-le tout de suite, réfutées d'une manière qui nous a paru victorieuse, — *officiellement* dans les mémoires de M. le préfet de la Seine, dans les rapports de M. Dumas et de M. Robinet; — *officieusement*, dans l'ouvrage déjà cité de M. Figuier et dans la lettre de M. Robinet à un conseiller d'État. Pour laisser à la réplique toute sa force, je me contenterai, le plus souvent, de la reproduire textuellement.

1° *Dépense.* — « La plus sévère économie, dit M. le préfet de la Seine, a dicté le projet, qui n'accorde rien, même aux travaux d'art, que ce qu'exigent la solidité et la durée. »

« La dépense a été estimée avec prudence, déclare à son tour M. Dumas. L'examen attentif des éléments sur lesquels son appréciation repose nous a convaincus, conformément à l'opinion de l'habile ingénieur des travaux du chemin de fer de l'Est, M. Hachette, que si la ville de Paris veut aller bien et non aller vite, le travail se fera avec économie sur les prix des devis et avec une solidité qui le rendra propre à résister à l'action des siècles. »

En outre, « la commission a reconnu qu'à côté de la dépense présumée, il s'ouvrirait des ressources nouvelles d'une grande importance, propres à les compenser. »

Les évaluations relatives au projet de dérivation ne reposent pas sur une donnée arbitraire, sur un calcul frivole et imaginaire. « Elles sont basées, avec un soin minutieux, sur l'étude géologique du sol, sur le métré des terrains à déplacer, des souterrains à ouvrir, des murs et des voûtes, des piliers, des arcades et des ponts à construire, des tuyaux à poser ; sur le prix connu des matériaux, du transport, de la main-d'œuvre dans chaque localité ; sur l'expérience déjà faite, dans les mêmes contrées, par les chemins de fer, et sur les offres des divers entrepreneurs. »

Les devis estimatifs n'ont pas été dressés par des gens de cabinet, ni par des mathématiciens exclusivement adonnés aux calculs théoriques et aux méditations spéculatives ; ils ont été mûris par des hommes pratiques, accoutumés de longue main à ces sortes de travaux, et chez qui la probité est à la hauteur de l'expérience et du savoir. Mais, pour plus de garantie encore, le projet et les devis ont été soumis successivement à l'examen d'une commission composée d'inspecteurs généraux, et ensuite au contrôle du Conseil général des ponts et chaussées. Et ce sont ces deux assemblées qui ont fixé « les prévisions de la dépense au chiffre de 30 millions, afin de mieux assurer encore la solidité des ouvrages d'art, et de parer à toutes les éventualités résultant de la nature des terrains traversés. »

Tout compte fait, il est aujourd'hui bien avéré, d'après des calculs qu'il serait superflu de reproduire ici, et qu'on trouvera tout au long dans les documents officiels, que « l'eau de la Seine coûterait aussi cher à élever que les eaux des sources de la Dhuis amenées à Paris par un aqueduc, » soit $0^{fr},056$ par mètre cube. Et même M. Michal a démontré qu'en adoptant le système préconisé par M. Delamarre, le mètre cube d'eau de Seine reviendrait à $0^{fr},085$.

Voilà pour le présent. Voyons pour l'avenir.

« Le système des machines élévatoires entretenues par le feu donnerait lieu à une dépense annuelle, permanente, évaluée à 1,200,000 à 2,000,000 de francs, susceptible d'accroissement selon le renchérissement du combustible, des engins et de la main-d'œuvre, dépense qui grèverait à perpétuité le budget de la ville d'une lourde charge.

» Dans le système de la dérivation, on fonde une sorte de monument d'une durée, pour ainsi dire, indéfinie, peut-être plus coûteuse de premier établissement que les machines à vapeur, mais qui, une fois payé par annuités, ne laissera plus dans le budget municipal, au bout d'un certain temps facile à déterminer, qu'un faible article pour frais d'entretien et de surveillance, environ 100,000 francs. »

« Le système des dérivations d'eaux de sources est donc, au point de vue des dépenses annuelles de la ville de Paris, la plus favorable des combinaisons. »

M. le préfet de la Seine a très habilement résumé cette importante question d'économie municipale dans les passages suivants :

« .... Deux services de machines, dit-il, avec leurs auxiliaires, d'immenses appareils de filtrage, un nombre considérable d'ouvriers et d'employés, c'est-à-dire les premiers frais plus grands qu'on ne le suppose, comme très forte dépense quotidienne, pour donner à Paris une eau médiocrement pure et claire, toujours chaude en été et glaciale en hiver : — voilà les conditions du système d'élévation par la vapeur de l'eau de Seine, prise au-dessus du confluent de la Marne, tant préconisé comme dernier mot du savoir moderne.

» Mais expérience passe science, et l'expérience, d'accord avec le bon sens, nous enseigne que, pour l'usage d'une grande cité, le moyen préférable et le moins dispendieux, en définitive, c'est la dérivation de sources salubres, abondantes et suffisamment élevées, par un aqueduc qui, une fois construit, ne demande pour fonctionner ni appareil filtrant, ni mécanisme en mouvement, ni charbon en flamme, ni main-d'œuvre quotidienne, et qui fournisse à profusion d'excellente eau, toujours claire et fraîche, portée par son propre poids dans tous les quartiers, à tous les étages des maisons de la ville. »

2° *Aqueducs et machines à vapeur.* — A ceux qui ont déclamé contre le système « suranné » des aqueducs, M. le préfet de la Seine répond en termes excellents :

« On a pris en dédain les travaux hydrauliques des peuples qui, ne connaissant pas la machine à vapeur, ont construit à grands frais des aqueducs fermés pour amener aux villes l'eau des sources lointaines. L'erreur et la barbarie ne sont-elles pas plutôt du côté de ceux des modernes qui regardent comme le dernier terme du progrès de faire monter chaque mètre cube d'eau par la combustion d'une certaine quantité de charbon, de soumettre l'alimentation d'une grande ville aux chances de dérangement de machines compliquées, et de livrer aux consommateurs une eau mêlée de matières étrangères, et qu'à cause de sa température élevée on ne peut boire pendant six mois sans dégoût? La meilleure application du savoir et de la perfection véritable n'est-elle pas, au contraire, chez les Romains, auteurs de ces magnifiques aqueducs, fleuves suspendus d'eau pure et toujours fraîche, bienfait éternel que ne peut interrompre une roue qui se brise ou un foyer qui s'éteint !

« Sous Nerva et Trajan, 1,488,300 mètres cubes d'eau coulaient, par vingt-quatre heures, de ces fleuves aériens qui se donnaient rendez-vous sur les sept collines, et qui apportaient aux habitants de la ville éternelle 1240 litres par tête, dans l'hypothèse de la population la plus considérable; 1815 litres, suivant le calcul moyen, et 2648 litres, d'après la supputation la plus restreinte.

» Aujourd'hui encore, après tant de vicissitudes, Rome use de quelques-uns des vieux aqueducs restaurés, exhaussés ou complétés par le soin des souverains pontifes. Ces aqueducs donnent ensemble plus de 180,000 mètres cubes pour une population qui ne dépasse point 170,000 habitants, soit 1060 litres environ par tête. »

On le voit donc, « ni la capitale de la France, ni celle de l'Angleterre ne peuvent comparer, même de loin, leurs richesses en eaux publiques à celles qu'avaient réunies les anciens Romains, à celles mêmes qui ont été recueillies comme des débris d'héritage par leurs successeurs. »

M. Dumas et M. Robinet parlent aussi avec une sorte d'enthousiasme des merveilleux travaux hydrauliques accomplis par le génie des anciens Romains.

Dans une très remarquable thèse de concours pour une chaire d'hygiène (Paris, 1852), un médecin éminent, dont le témoignage ne saurait être suspect, et dont la compétence est trop notoire pour être contestée, M. le docteur Guérard se déclare franchement partisan du système de la dérivation des sources pour l'alimentation des villes en eaux potables; et il prodigue ses louanges et son admiration aux aqueducs de Rome, à ceux de Mérida, de Tolède, de Tarragone, de Chelva, de Ségovie et de Grenade. « L'aqueduc de Ségovie, remarquable, dit-il, par les proportions gigantesques de ses arcades, n'a jamais cessé de remplir sa destination première... » Celui de Grenade, « construit par les Arabes, a 32 kilomètres de long, et fournit encore aujourd'hui de l'eau en grande abondance. »

Et ce ne sont pas seulement les peuples anciens qui ont amené dans leurs villes les eaux pures et fraîches des sources lointaines. Les Romains et les Arabes ont trouvé sous ce rapport dans les temps modernes de nombreux imitateurs; et des aqueducs d'une construction plus ou moins récente alimentent en eaux de sources naturelles ou artificielles: — *à l'étranger*, Bruxelles, Édimbourg, Manchester, Liverpool, la Havane et Rio de Janeiro; — *en France*, Bordeaux, Rouen, Dijon, Montpellier, Grenoble, Poitiers, Nancy, Strasbourg, Perpignan, Metz, Castelnaudary, Nevers, Valenciennes, Vesoul, Auxerre, Lons-le-Saulnier, Clermont-Ferrand, Vienne, Dieppe, le Havre, etc.

Lisbonne va être alimentée en eaux de sources. — Un aqueduc amènera bientôt dans Glascow les eaux du lac Katrin.

A Londres, le Comité supérieur d'hygiène, *General*

Board of health, s'est prononcé en faveur des eaux de sources ou de drainage de la manière la plus formelle; et si la métropole de la Grande-Bretagne puise encore ses eaux potables dans la Tamise, c'est que des considérations administratives d'une haute gravité, c'est que des obstacles jusqu'à ce jour insurmontables n'ont pas permis de recourir au système, reconnu préférable à tous égards, de la dérivation.

D'ailleurs, on a lieu d'être surpris de voir des hydrographes et des hygiénistes français vanter si haut et proposer comme modèle le service des eaux de Londres, tandis que tous les hommes compétents de la Grande-Bretagne le condamnent, le regardent comme défectueux et en demandent la réforme avec instance. Ce service est intermittent, et ne fournit sur plusieurs points, notamment dans les districts de l'ouest, habités par les classes les plus pauvres de la cité, qu'une eau d'assez mauvaise qualité. Les imperfections de ce système sont telles, que le Comité général d'hygiène en réclame formellement la suppression, et qu'il s'est formé, sous le nom de *Water supply, drainage and towns improvement Company*, une Société puissante ayant pour mission d'établir un vaste système de drainage pour l'approvisionnement de Londres et des principales villes d'Angleterre en eaux potables.

En ce qui concerne Paris, nous avons déjà dit que le système de la dérivation avait reçu, pour sa partie économique, l'approbation de la Commission des inspecteurs généraux, du Conseil supérieur des ponts et chaussées et de la Commission dite des eaux, présidée par M. Dumas.

3° *Existence d'une nappe d'eau souterraine.* — Cette triple approbation n'a pas manqué non plus au projet municipal en ce qui touche sa partie technique et son côté scientifique. Tous les ingénieurs, tous les géologues consultés, et à leur tête l'illustre Secrétaire perpétuel de l'Académie des sciences, M. Élie de Beaumont, ont été unanimes à admettre, comme basée sur les plus saines données de la géologie, et, partant, comme scientifiquement démontrée, l'existence de la nappe d'eau souterraine des masses crayeuses de la Champagne. En vérité, on aurait peine à croire que des hommes tels que les Élie de Beaumont et les Dumas, qui occupent le premier rang parmi les savants, et qu'un corps aussi éminent, aussi distingué que le Conseil supérieur des ponts et chaussées, se soient exposés de gaieté de cœur à compromettre le prestige qui entoure leur nom et le crédit qui s'attache à leur autorité, en adoptant trop à la légère une conjecture gratuite, une hypothèse sans fondement, une simple vue de l'esprit, le rêve d'une imagination hardie, et en se rendant, pour ainsi dire, complices d'une audacieuse mystification, après en avoir été trop complaisamment les dupes.

Cependant, si, par extraordinaire et en dépit de toutes les vérifications et de tous les contrôles, les prévisions de la géologie ne se réalisaient point ou ne se réalisaient que d'une manière incomplète (car la science n'est pas infaillible), on puiserait directement aux sources jaillissantes, dont le débit est certain et dont le jaugeage a subi l'épreuve des sécheresses exceptionnelles des dernières années. Ceci ressort clairement de la déclaration suivante, contenue dans le rapport de M. Robinet : « Ce n'est pas seulement par des drainages, mais bien par des sources jaugées qui coulent dès à présent, qu'on entend alimenter l'aqueduc (de la Dhuis). »

Pour ce qui est de la crainte de voir ces sources diminuer ou même se tarir, rien de moins vraisemblable, rien de plus chimérique. « L'expérience apprend que les grandes sources sont généralement pérennes et ne disparaissent jamais ; elles résistent à tous les travaux des hommes, » et le débit de celles qui doivent servir à l'approvisionnement de Paris n'a pas sensiblement varié pendant les années 1858 et 1859, les plus arides dont la tradition ait conservé le souvenir.

4° *Engorgement des siphons.* — Le danger de l'oblitération des siphons par des dépôts calcaires a été longuement et savamment réfuté par M. Figuier, qui prouve chimiquement que, pour les aqueducs de la Vanne et de la Somme-Soude, il y a impossibilité matérielle d'incrustations. Pour l'aqueduc de la Dhuis, ajoute-t-il, une incrustation légère pourra se produire; mais elle ne saurait dépasser, d'après ce qui s'est vu à Dijon, l'épaisseur d'un millimètre en dix ans; or, comme l'aqueduc aura 1 mètre 35 centimètres et quelquefois 1 mètre 50 centimètres de diamètre, on voit quelle influence pourra exercer une si mince pellicule déposée de dix en dix ans dans cette énorme conduite. »

D'ailleurs, l'analyse chimique et l'épreuve à l'hydrotimètre (appareil réactif imaginé par MM. Boudet et Boutron), en démontrant que les eaux de la Vanne et de la Somme-Soude renferment moins de sels terreux que les eaux de la Seine, et que celles de la Dhuis n'en contiennent en plus qu'une faible quantité, rendent illusoire la menace propagée par certains pessimistes de voir s'élever à Paris la consommation du savon dans une effroyable proportion.

5° *Tort occasionné aux Champenois.* — M. Haussmann et M. Dumas, l'un dans ses mémoires, l'autre dans son rapport, se sont attachés à démontrer que la dérivation projetée ne porterait aucun préjudice, ni à l'agriculture, ni à l'industrie champenoise. La nappe d'eau souterraine qui alimente les sources de la Dhuis, de la Somme-Soude et de la Vanne, est assez riche, assez abondante, pour qu'on puisse lui emprunter le volume d'eau nécessaire à l'approvisionnement des aqueducs, sans épuiser le sol et sans appauvrir les cours d'eau. En effet, des calculs ont établi que cet emprunt s'élèverait à peine à 3 pour 100 de la quantité d'eau disponible, et tout au plus à 1 pour 100 de la quantité fournie par les pluies.

Quant au dommage sérieux que la dérivation pourrait faire subir aux propriétaires des trente-huit moulins ou usines que la Vanne, la Somme-Soude et la Dhuis font tourner, il sera, dit-on, facilement compensé moyennant une grosse indemnité.

Nous aimons ces raisons-là, et nous y souscrivons volontiers; mais en voici une autre qui n'est pas tout à fait de notre goût: « De tels intérêts, ajoute-t-on, ne peuvent entrer en balance avec celui de l'alimentation de la capitale de l'empire et de l'immense population qui s'y presse. » — Les convenances de 3690 villageois doivent se taire devant les intérêts de 1,700,000 citadins. En d'autres termes,

.... La raison,
C'est que je m'appelle lion!

Ces prétentions léonines, cette proclamation du droit du plus fort ne sont pas de notre époque; et l'on regrette de les voir figurer au service d'une cause assez bonne et assez solide pour pouvoir se passer d'un pareil argument. La morale publique n'admet plus qu'on égorge un homme pour en sauver cent autres, et qu'on dépouille une bicoque pour enrichir une ville. Il vaut mieux chercher à démontrer, comme on l'a fait, que non-seulement la dérivation ne nuira pas aux Champenois, mais qu'au contraire elle leur rendra un service signalé, en desséchant leurs marais, et, conséquemment, en améliorant leur sol et en assainissant leur contrée.

6° *Violation des tombeaux; invasion nouvelle.* — A ceux qui, à propos de la vallée de Saint-Gond, ont crié: à la profanation! au sacrilége! M. Robinet a répondu avec beaucoup de justesse, que « ce n'est pas au fond de cette vallée tourbeuse que les ingénieurs iront chercher de l'eau, et que, dussent-ils exécuter des travaux quelconques près de ce lieu, leur patriotisme et leur délicatesse bien connus sauraient respecter une terre, objet de la vénération du pays. »

Et si jamais l'ennemi, foulant de nouveau le territoire

français, venait à menacer Paris et à couper les aqueducs de dérivation, « les pompes de Chaillot, *qu'il ne s'agit pas de supprimer*, fourniraient, dit M. Haussmann, une quantité d'eau suffisante à l'alimentation de la ville ; et, à défaut de ces pompes, une administration intelligente assurerait d'avance un service provisoire, en employant à élever la quantité d'eau nécessaire les machines particulières qui bordent la Seine, afin d'épargner à la population l'incommodité d'un puisage direct.

Les machines actuelles seront donc conservées comme des moyens auxiliaires toujours prêts à fonctionner en cas d'accident. D'ailleurs, « chaque rue sera pourvue d'une double canalisation, il y aura pour tous des eaux de Seine, des eaux de l'Ourcq et des eaux de sources. Par conséquent, les Parisiens seront libres de choisir, et l'on verra bientôt à quelles eaux ils donneront la préférence ». — C'était, à notre avis, la meilleure réponse qu'on pût faire à ceux qui ont objecté la répugnance traditionnelle de la population parisienne pour les eaux de sources.

7° *Prédilection des animaux et des plantes pour l'eau courante.* — Nous ne pensons pas qu'on soit très bien inspiré quand on invoque en faveur des eaux de rivière l'instinct des animaux et l'appétence des plantes. Nous prisons fort et haut la physiologie comparée, mais à la condition qu'on ne franchira pas les bornes d'une légitime analogie. Il n'est permis qu'aux poëtes de comparer l'homme au cèdre superbe, au faible roseau ou à l'herbe des champs. L'homme, quoi qu'on fasse, ne saurait jamais être assimilé scientifiquement à un végétal. Il ne faut pas trop, non plus, chercher à conclure des instincts et des habitudes des animaux aux besoins de notre propre espèce; car, pour peu qu'on s'avançât résolûment dans cette voie, on arriverait facilement à soutenir que l'homme doit marcher à quatre pattes, manger des glands et de la paille, et qu'il peut, au grand profit de sa santé, boire l'eau des ruisseaux ou se désaltérer avec délices dans une mare croupissante, à l'instar de beaucoup d'animaux domestiques trop bien connus pour qu'il soit nécessaire de les nommer.

Le plus sage est donc de laisser l'homme tel qu'il est. Nous estimons qu'il n'a rien à gagner à prendre les bêtes pour modèles. Il vaut infiniment mieux qu'il se gouverne conformément aux suggestions de la raison et aux préceptes de la science.

IX

Scrupules et justification de l'auteur.

Étude hygiénique de la question. — Principes sur lesquels reposent le choix et la distribution des eaux dans une grande ville. — Conditions essentielles d'un bon service hydraulique : salubrité, abondance.

Qualités d'une bonne eau potable.

Évaluation scientifique de la quantité d'eau qu'il convient d'allouer à chaque habitant, dans une grande ville.

Quand il s'agit d'un intérêt aussi majeur, aussi considérable que celui que nous débattons en ce moment, le premier devoir de l'écrivain est de juger et d'apprécier les choses avec calme, avec impartialité, sans passion, sans parti pris, sans acception de personnes. Ceux qui ont lu les chapitres précédents nous accuseront peut-être, — il est même fort à craindre qu'ils ne l'aient déjà fait, — de caresser les vues de l'administration et d'incliner complaisamment vers le projet municipal. Nous avouons sans peine que ce projet nous a paru assez séduisant dans son exécution, assez louable dans ses fins, pour gagner l'estime de ceux qui l'étudient dans tous ses détails et mériter les sympathies de quiconque ose rêver pour Paris un service hydraulique plus abondant, plus régulier, plus satisfaisant sous tous les rapports, que le service actuel. Eh! comment alors ne pas savoir gré à l'administration du bon vouloir qu'elle manifeste, du zèle qu'elle déploie, des efforts qu'elle fait depuis tant d'années pour augmenter l'approvisionnement de Paris en eau potable, pour le mettre au niveau des besoins croissants de la population, et pour procurer à tous les habitants de cette grande ville l'eau la meilleure et la plus salubre possible! Peut-on ne pas applaudir à des intentions aussi éminemment philanthropiques, et ne serait-ce pas un déni de justice que de blâmer une pareille tendance?

— Mais, dira-t-on, la tendance est fâcheuse, le projet est détestable. — Au point de vue économique, financier et exclusivement administratif, c'est possible; nous n'en savons rien, et nous ne rougissons pas de confesser notre incompétence sous ce triple rapport. Pour nous, hygiénistes, peu nous importe; ce n'est pas notre affaire. Aussi, est-ce pour cette raison que nous avons exposé purement et simplement les objections faites dans ce sens au projet de dérivation et les réponses que ces objections ont reçues, sans discuter ni les unes ni les autres, ni le pour ni le contre, et sans nous prononcer encore entre l'édilité parisienne et les adversaires de ses vues hydrologiques, laissant à chacun le soin d'apprécier selon la nature de ses aptitudes et l'étendue de ses connaissances.

En d'autres termes, nous avons jugé l'*intention;* nous l'avons trouvée bonne, et nous lui avons accordé nos éloges. Voyons maintenant si le système adopté, si le *fait* en lui-même est également digne de notre adhésion.

Jusqu'à présent je m'en suis tenu au rôle modeste, mais commode, d'historien. C'était mon droit; car la plupart des questions que nous avons étudiées précédemment ne sont pour ainsi dire qu'accessoires et secondaires, relativement au but que nous poursuivons et à l'objet plus spécialement hygiénique de ce travail. Mais dorénavant je ne dois plus me borner à être un simple narrateur; puisque, en abordant la partie relative à l'hygiène publique, j'entre dans le cœur même du sujet.

Et d'abord, il est utile de rappeler d'une manière précise les principes auxquels les hygiénistes ont subordonné le choix et la distribution des eaux dans une grande ville; nous examinerons ensuite quels sont ceux des différents systèmes proposés pour l'alimentation de Paris, qui sont le plus conformes aux données de la science et se rapprochent le plus de ce que j'appellerai l'idéal hygiénique.

L'eau, par les nombreuses destinations auxquelles elle est affectée, tant pour l'usage privé que pour le service public, constitue l'une des premières conditions de la salubrité des villes et l'un des principaux éléments de leur prospérité.

Avant tout, elle est employée comme boisson; puis elle sert aux bains, aux besoins de la propreté domestique, à l'arrosement et au nettoyage des rues, à l'entretien et au curage des égouts, au service des incendies, aux exigences de la plupart des industries, etc.

Ce serait dépasser de beaucoup les bornes de ce travail que d'étudier l'eau dans ses diverses applications aux besoins de l'homme. Il suffira de parler de l'eau potable; car une eau bonne à boire ne peut qu'être excellente pour toutes les autres nécessités de l'hygiène et de l'industrie.

Voici en quels termes de Jussieu l'ancien s'exprimait sur le sujet qui nous occupe : « La *bonne qualité* des eaux étant une des choses qui contribuent le plus à la santé des citoyens d'une ville, il n'y a rien à quoi les magistrats aient plus d'intérêt qu'à entretenir la *salubrité* de celles qui servent à la boisson commune des hommes et des animaux, et à remédier aux accidents par lesquels ces eaux pourraient être altérées, soit dans le lit des fontaines, des rivières, des ruisseaux où elles coulent, soit dans les lieux où sont conservées celles qu'on en dérive, soit enfin dans les puits d'où naissent ces sources. »

Ces mémorables paroles renferment tout un programme. Elles sont l'expression la plus nette, la plus précise de la loi d'hygiène qui doit présider au choix et à la distribution des eaux dans les villes. Aussi, tous les hygiénistes se sont-ils plu à les reproduire, à les commenter et à les développer dans leurs livres ou dans leur enseignement.

« On peut dire d'une manière générale, écrit M. Guérard, que l'état sanitaire d'une ville est en rapport avec la *qualité* de l'eau employée pour les besoins personnels et domestiques, et la *quantité* de celle qui peut être appliquée au nettoyage et à l'assainissement des habitations, des rues et des égouts. »

« La *quantité* d'eau proportionnelle dont peut disposer chaque habitant d'une cité, dit à son tour M. Tardieu, est en réalité l'indice le plus sûr du degré de salubrité qu'elle présente ; et la première condition hygiénique que doivent rechercher ceux qui sont préposés à la garde de la santé publique, c'est d'assurer à la fois un approvisionnement abondant et un écoulement facile aux eaux destinées à l'entretien de la propreté comme aux besoins alimentaires, domestiques et industriels. »

Nous pourrions emprunter des citations analogues aux remarquables ouvrages de MM. Michel Lévy, Fleury, Londe, Boudin, Becquerel, et aux travaux importants d'Arago, de Soubeiran, de Dupasquier, de MM. Bouchardat, Chevallier, Girardin, Terme, Darcy, et des autres auteurs qui ont écrit sur l'approvisionnement des villes en eaux potables.

Abondance et *salubrité*, telles sont donc les conditions essentielles, fondamentales d'un bon service hydraulique dans un grand centre de population. Là-dessus il règne le plus parfait accord entre les hygiénistes de tous les temps et de tous les pays.

Mais que convient-il d'entendre par ces mots, abondance et salubrité ? Quelle est leur signification exacte, scientifique ?

C'est ce que nous allons dire sommairement.

L'eau salubre est celle qui non-seulement ne renferme, soit en suspension, soit en dissolution, aucun principe nuisible à la santé, mais qui possède encore toutes les propriétés requises par l'hygiène pour assurer et entretenir l'équilibre et la parfaite régularité des fonctions; en d'autres termes, c'est le type de l'eau potable, l'eau potable par excellence.

« L'eau potable, a dit avec esprit un savant anglais, doit être, comme la femme de César, à l'abri du soupçon. » Si nous aimions, autant que l'insulaire, les comparaisons historiques, nous ajouterions qu'elle doit posséder une des vertus de Bayard, être sans reproches.

On ne saurait, en effet, exiger trop de perfection dans les qualités d'un agent si précieux, qui joue un rôle si important dans la vie des peuples et dans celle des individus, et qui entre pour une si grande part dans la composition de nos tissus comme dans la satisfaction de ce que je nommerai nos instincts physiologiques.

L'eau est la première et la plus indispensable des boissons; elle forme le principe et la base de toutes les autres; elle correspond à un des besoins les plus réels de notre organisation. La soif est plus impérieuse que la faim. A la rigueur, l'homme peut se passer de manger pendant un temps assez long; il ne pourrait pas se passer de boire. On cite quelques exemples de gens qui ont vécu durant des mois entiers dans une abstinence complète de nourriture solide, se contentant de prendre une ou deux pintes d'eau par jour. Mais on chercherait vainement un fait qui prouvât que la vie puisse résister à la privation absolue de boisson. L'eau est donc plus qu'une boisson, c'est un aliment. Elle est nécessaire, indispensable à l'entretien de la vie, autant que l'air lui-même.

Tous les auteurs, hygiénistes et hydrauliciens, depuis Hippocrate jusqu'à nos jours, sont unanimes sur les qualités qui conviennent à une bonne eau potable.

Tous veulent qu'elle soit limpide, incolore, légère, douce, sans odeur, d'une température à peu près constante, fraîche en été, tempérée en hiver, d'une saveur vive et agréable, ni fade, ni salée, ni douceâtre, ni acerbe, ni sulfureuse; qu'elle dissolve le savon sans former de grumeaux, qu'elle soit propre à la cuisson des légumes secs; qu'elle ait en dissolution une proportion convenable d'air, d'acide carbonique ou de substances minérales, qu'elle ne contienne pas plus de 5 dix-millièmes de matières fixes; qu'elle ne marque pas au delà de 25 degrés à l'hydrotimètre; enfin, qu'elle ne renferme aucune matière organique, animale ou végétale, et particulièrement aucune de ces substances à l'état de décomposition.

Qu'il me suffise d'énoncer ici simplement ces qualités. J'y reviendrai avec plus de développement, je les spécifierai davantage quand j'en ferai l'application aux eaux de rivières et aux eaux de sources, aux eaux de la Seine et aux eaux de dérivation.

L'eau distribuée dans une grande ville doit être, avons-nous vu, non-seulement salubre, mais encore *abondante*. L'idéal, sous ce rapport, serait de ne point connaître de limites, de ne point apporter de restrictions à l'écoulement de l'eau; il consisterait à la fournir sans réserve à tous les habitants, à la distribuer avec prodigalité dans tous les quartiers de la ville, de manière à voir les fontaines, grandes et petites, sans cesse ouvertes, et à entretenir dans les ruisseaux une sorte de courant continu, qui contribuât à rafraîchir et à purifier l'atmosphère, et qui emportât, jour et nuit, dans les égouts les déjections des maisons, les immondices de la rue et de la place publique.

Tel devait être le service hydraulique de l'ancienne Rome, lequel alimentait sept cents abreuvoirs, cent cinq fontaines jaillissantes, des thermes innombrables, de vastes naumachies, et qui envoyait dans le grand égout une telle masse d'eau, qu'on le nommait *fleuve cloacal :* véritable fleuve, en effet, qui se changeait en un torrent impétueux, les jours où, pour le purger de toutes les immondices, on y faisait dégorger à la fois les sept aqueducs.

Mais nous avons déjà déploré que les villes modernes soient très loin de pouvoir imiter une pareille profusion. Aujourd'hui la science a été obligée de déterminer mathématiquement, de jauger, pour ainsi dire, la quantité d'eau qui convient à chaque citoyen. Quelques hygiénistes, trop parcimonieux, accordent soixante litres par tête et par jour ; — c'est insuffisant ; — d'autres, plus généreux, réclament cent litres : —c'est raisonnable ; — d'autres vont jusqu'à cent cinquante et même deux cents litres ; — c'est mieux encore. Mais c'est un luxe rare, et il faut aller à Carcassonne ou à Castelnaudary pour voir un semblable prodige !

Cent à deux cents litres par tête et par jour, voilà donc la proportion dans laquelle doit s'effectuer l'approvisionnement en eau d'une grande ville, pour subvenir, je ne dirai pas largement, mais suffisamment, aux besoins municipaux et pour satisfaire aux exigences industrielles et domestiques.

Une condition importante encore et qui n'est que le corollaire de la précédente, c'est que l'eau soit à la portée de chacun, qu'elle arrive commodément à tous les étages, et qu'elle soit fournie à bon marché ; nous voudrions pouvoir dire *gratuitement*. Mais, en attendant que l'imagination des philanthropes et la baguette des nouveaux Moïses opèrent ce miracle, contentons-nous de souhaiter que l'impôt de l'eau s'abaisse le plus possible, de manière que tous, riches ou pauvres, puissent profiter également des bienfaits attachés à l'usage habituel et large de ce précieux liquide, au lieu d'apporter dans son emploi cette déplorable parcimonie qui conduit à la négligence des soins de la propreté la plus élémentaire, non sans un immense préjudice pour la santé.

X

Le mal et le bien qu'on a dit des eaux de rivières et des eaux de sources.

La vérité n'est pas dans les opinions extrêmes. — L'analyse chimique et l'expérience médicale doivent décider dans le choix des deux espèces d'eaux.

Mais où et comment aller chercher des eaux qui remplissent toutes les conditions et qui possèdent les excellentes qualités exposées dans le chapitre précédent?

Ah! c'est ici que commence la discorde, et qu'on voit les hommes les plus compétents, hygiénistes et hydrauliciens, se diviser en deux camps. — Les uns disent : Prenez des eaux de sources, ce sont les meilleures. — Et les autres de s'écrier : Gardez-vous d'y toucher, ce sont des eaux détestables et propres à engendrer tous les maux sortis de la boîte de Pandore.

— Les premiers allèguent que les eaux des fleuves et des rivières sont essentiellement inconstantes dans leur température et variables dans leur composition. Elles subissent toutes les influences, toutes les oscillations de l'atmosphère; elles sont chaudes en été, glaciales en hiver ; elles sont troubles pendant une grande partie de l'année. Les pluies, les orages et les crues annuelles les chargent de matières terreuses et de détritus organiques. Les déjections des industries riveraines, buanderies, teintureries, corroieries, etc., les égouts des villes qu'elles traversent, les saturent d'immondices et les infectent d'impuretés malfaisantes. De pareilles eaux sont faites pour la navigation, pour les usines, pour les bains, ou pour les ablutions.

Les sources seules, ajoutent-ils, sont destinées à fournir l'eau à boire ; car, seule, l'eau des sources échappe aux causes d'infection qu'entraîne le contact d'une population condensée. Descendue des nuages sous forme de pluie, elle constitue une véritable eau distillée qui, en traversant le sol, s'est purifiée, par une filtration complète, de toute matière en suspension, et qui, recueillie dans un terrain vierge et exempt de matières minérales nuisibles, n'y rencontre rien qui puisse l'infecter, mais seulement les sels calcaires et l'acide carbonique qui la rendent d'une digestion plus facile. Seule aussi, l'eau des sources présente une composition invariable, une limpidité irréprochable et une température constante, à l'abri des vicissitudes atmosphériques, fraîche en été, tempérée en hiver.

A quoi les seconds répliquent : — L'eau des sources est dure, crue, séléniteuse, ce qui signifie qu'elle est privée d'air et saturée de principes minéraux fixes, notamment de sulfate calcaire. Sous une apparente limpidité, la perfide recèle le germe de maladies graves et d'infirmités incurables. Les malheureux, condamnés à boire de cette eau, sont infailliblement voués au goître, au crétinisme, à la carie dentaire, aux calculs hépatiques et vésicaux, à toutes les affections organiques de l'estomac, voire au squirrhe du pylore. Les canaux digestifs et urinaires ne sont pas les seuls que ces eaux incrustent ; elles engorgent aussi les canaux métalliques qu'elles parcourent. Ces eaux ont été faites pour l'agrément de la vue, pour la décoration des bosquets et des prairies, et pour servir de breuvage aux nymphes, aux naïades, aux faunes et aux satyres. Que Théocrite, Virgile et les autres poëtes bucoliques en célèbrent les louanges, rien de plus naturel. Mais les hygiénistes, vanter de pareilles eaux ! !

Seules les eaux des fleuves et des rivières sont dignes de nos éloges ; seules elles doivent servir à l'homme de boisson ; car elles sont, entre toutes les eaux, les plus pures, les plus légères et les plus exemptes de matières salines. Elles acquièrent dans leur trajet un degré de pureté qui leur manquait à leur point d'émergence. Confondues avec les eaux de pluie, de neige ou de glace, elles s'associent, elles s'élaborent et se combinent au gré de l'hygiène ; elles perdent leur excès d'acide carbonique, se dépouillent des principes terreux, respirent un air dont elles sont avides et absorbent de l'oxygène qui doit les neutraliser et les vivifier.

Tout d'abord, on éprouve quelque embarras en présence de ces jugements extrêmes. Mais, heureusement pour nous, voici une opinion mixte et sagement éclectique, qui peut tout concilier.

Exagération, erreur et préjugé des deux côtés, dirai-je avec Dupasquier. Si certaines eaux de source (Belleville et Ménilmontant) sont plus *crues* que la plupart des eaux courantes, les eaux de quelques rivières (Beuvronne et Bièvre) sont plus séléniteuses, à leur tour, que certaines eaux de source ou même de puits. Il y a donc de bonnes et de mauvaises eaux de rivière, de bonnes et de mauvaises eaux de source. Il est, par conséquent, impossible et déraisonnable de porter un jugement absolu et d'établir un choix à priori entre ces deux espèces d'eaux potables.

MM. Guérard, Fleury, Michel Lévy et Tardieu, se sont ralliés à ce sage précepte. L'origine de l'eau, disent-ils, ne peut, en aucune façon, décider du choix de la boisson ; l'étude géologique des terrains fournit des données beaucoup plus certaines. Mais l'analyse chimique, l'expérience médicale et un examen rigoureux des circonstances capables d'altérer ou de modifier les qualités de l'eau, sont encore les plus sûrs moyens d'arriver à une appréciation exacte et de faire un choix excellent.

XI

Réprobation générale des eaux de l'Ourcq, d'Arcueil e des sources du Nord. — L'eau de la Seine est seul en question.

Le mal et le bien qu'on a dit de la Seine. — Séquaniste et antiséquanistes. — La vérité sur l'eau de la Seine.

Parmi les eaux servant actuellement à l'alimentation d Paris, il en est de tellement impropres à l'usage domestiqu que nul n'a songé à les défendre contre les blâmes et le rigueurs de l'administration. Je veux parler des eaux d l'Ourcq, d'Arcueil et des sources du nord (Belleville et Prés-Saint-Gervais).

Les eaux de l'Ourcq proviennent de vallées tourbeuses où elles contractent une saveur désagréable; elles parcourent des terrains gypseux, où elles se saturent de sulfate calcaire. Exposées par leur long parcours à ciel ouvert et par la lenteur de leur marche à recevoir et à conserver des impuretés inquiétantes, « incessamment salies par une population de quinze cents mariniers et de cinq cents bateaux qui vivent sur le canal, elles sont depuis longtemps, suivant la juste emarque de M. Figuier, en détestable renommée auprès des Parisiens, et ce n'est pas sans motif. »

Les eaux d'Arcueil et celles des sources du nord ont le double avantage d'être constamment claires et fraîches ; mais elles traversent des formations de gypse où elles se chargent de quantités considérables de sulfate de chaux, qui atteignent, pour les sources du nord, des proportions inouïes.

Enfin l'eau du puits artésien de Grenelle est toujours chaude (28 degrés), non aérée, d'une saveur fade, et contient une proportion insuffisante d'acide carbonique et de carbonate de chaux.

Tant d'imperfections ne pouvaient trouver grâce devant personne, pas même devant ceux qui regardent d'un œil trop optimiste le service actuel des eaux de Paris. Aussi les eaux de ces diverses provenances n'ont-elles rencontré aucun défenseur parmi les adversaires du projet municipal.

Tout le monde les déclare mauvaises et les condamne pour l'usage domestique ; elles sont donc hors de cause, et c'est uniquement à l'occasion des eaux de la *Seine* qu'ont été soulevés les débats de ce long procès administratif.

Tout le bien et tout le mal qu'on a dit sur l'eau de rivière et sur l'eau de source, en général, ont été répétés à propos de l'eau de la Seine et de l'eau des sources champenoises, en particulier.

C'est ici, comme cela se comprend, que le débat s'est le plus animé, et que la lutte a été le plus ardente. L'attaque et la défense se sont montrées également opiniâtres, également acharnées ; de part et d'autre on combattait *pro aris et focis*, — ou plutôt *pro aquis* ; — c'était donc à la vie ou à la mort.

Déjà le XVIIIe siècle avait assisté à une semblable querelle scientifique. A cette époque, l'eau de la Seine fut rudement traitée par Mercier dans son *Tableau de Paris*, et par le marquis de Mirabeau, dans un réquisitoire resté célèbre. Le fleuve trouva un avocat plus spirituel que savant dans Beaumarchais, et un patron plus savant que spirituel dans

Parmentier. De nos jours, la Seine a eu aussi ses Mercier et ses Mirabeau, ses Beaumarchais et ses Parmentier.

Résumons en quelques mots l'attaque et la défense.

La Seine, ont dit les ennemis de ce fleuve (que je nommerai, s'ils le veulent bien, les *Antiséquanistes*), est le réceptacle des déjections et des résidus d'une population de 1 million 700,000 habitants. Des égoûts et des ruisseaux sans nombre vomissent, nuit et jour, dans son lit, des torrents d'eaux noires, bourbeuses, chargées d'immondices solides de toute nature et de l'horrible liqueur des fosses d'aisance; si bien que les Parisiens, comme le disait plaisamment Beaumarchais, boivent le soir ce qu'ils ont vidé le matin. Toujours souillée par toutes sortes d'impuretés, toujours infectée de matières organiques, végétales ou animales, l'eau de la Seine relâche l'estomac et donne la diarrhée aux étrangers qui n'y sont pas accoutumés. Elle est chaude en été, froide en hiver. Pendant les trois quarts de l'année, elle est trouble ou louche, et elle ne peut être bue sans filtrage préalable, même lorsqu'elle paraît limpide.

L'eau de Seine, répliquent les *Séquanistes*, coulant toujours également sur son lit sablonneux et quartzeux, toujours exposée à l'air libre et au soleil, par conséquent toujours bien aérée et parfaitement oxygénée, contenant toujours des principes en dissolution et en suspension, dans des proportions presque invariables, avec des combinaisons que la nature elle-même semble avoir merveilleusement appropriées à tous les besoins de l'hygiène, l'eau de Seine est et sera toujours l'eau potable par excellence. Elle est agréable au palais, légère à l'estomac, très propre à favoriser les digestions, incomparable pour les usages domestiques, justement appréciée par toute l'industrie, excellente pour l'arrosage et parfaitement propre à éteindre les incendies.

Voilà ce que disent les séquanistes modérés.

Les fanatiques ajoutent que l'eau de Seine possède des vertus médicinales non pareilles, que beaucoup de malades doivent à son usage le rétablissement de leur santé ; ils citent avec complaisance le témoignage de l'empereur Julien, les bons certificats de Boerhaave, de Bernier, de Macquart, de Parmentier et les assertions du comte de Forbin, qui regarde l'eau de Seine comme un spécifique contre les coliques venteuses. Enfin, l'eau de Seine, à leurs yeux, n'est pas seulement un remède, une panacée, c'est encore une eau de Jouvence : elle augmente la fraîcheur du teint, l'éclat de la peau, la souplesse des muscles, et, ce qui vaut mieux encore, la longueur des jours de ceux et de celles qui se vouent à son usage. On a soutenu sérieusement que la bonne qualité de l'eau de la Seine entrait pour un tiers dans les causes de longévité des riverains.

Evidemment, la vérité ne saurait être ni du côté des détracteurs qui ont poussé l'accusation jusqu'à la médisance, ni du côté des enthousiastes qui ont attribué à l'eau de Seine les propriétés réunies des eaux du Léthé, de Jouvence et de la Salette.

Laissons donc les hyperboles mythologiques aux amis du merveilleux, et interrogeons sincèrement le témoignage sévère et impartial de la science.

De l'avis des hommes les plus compétents, l'eau de la Seine est bien aérée et riche en oxygène. Généralement, elle marque de 17 à 20 degrés à l'hydrotimètre, et renferme, en moyenne, 24 centigrammes de matières fixes par litre, à savoir, 16 centigrammes de carbonate de chaux, 2 centigrammes de carbonate de magnésie, de 1 centigramme 1/2 à 2 centigrammes de sulfate de chaux, quelques milligrammes de chlorures alcalins et de nitrates.

Le sulfate de chaux ne s'y trouve donc qu'en proportion extrêmement faible, tout à fait insuffisante pour lui donner les propriétés laxatives qui lui ont été inconsidérément attribuées ; et le carbonate de chaux, qui forme les trois quarts de son résidu minéral, peut être considéré, dans ces proportions, comme un élément utile plutôt que nuisible à la santé des consommateurs.

Sous le rapport de la constitution chimique proprement dite, c'est-à-dire des substances minérales en dissolution, l'eau de la Seine ne laisserait rien à désirer, et posséderait les qualités essentielles d'une eau propre aux usages domestiques et industriels, si elle ne participait pas à tous les inconvénients inhérents à l'eau courante. Mais malheureusement la Seine, comme tous les fleuves, ne présente aucune stabilité, aucune constance, dans les proportions des éléments salins et gazeux qu'elle tient en dissolution. Ces proportions sont sujettes à des variations infinies, dépendant de la température et de l'état de l'atmosphère, de la nature des terrains traversés, et des matériaux limoneux charriés par les affluents ou entraînés par les pluies. En étudiant la composition de l'eau de Seine à diverses époques de l'année, M. Poggiale a constaté : 1° que la quantité d'air et d'acide carbonique est plus considérable en hiver qu'en été ; 2° que l'eau est moins riche en oxygène en été qu'en hiver (de 5 à 52 centimètres cubes par litre) ; 3° qu'elle est plus chargée de principes fixes en été qu'en hiver (depuis 190 jusqu'à 277 milligrammes par litre).

De pareilles variations se concilient difficilement avec les exigences d'une hygiène rigoureuse, et nuisent un peu à la bonne renommée que mériterait l'eau de la Seine au point de vue chimique, si la proportion de ses principes minéraux offrait plus de fixité.

Cependant ne soyons pas plus difficiles et plus sévères que les auteurs du projet municipal, et disons avec M. le préfet de la Seine qu'il ne faudrait pas chercher d'autre eau pour l'alimentation de Paris, si la composition chimique était tout dans les conditions requises pour une bonne eau potable.

Mais nous avons vu que les hygiénistes exigent encore que l'eau destinée à la boisson soit limpide, d'une température à peu près constante, douce en hiver et fraîche en été, et surtout qu'elle soit pure de toute matière organique, azotée. Les avocats de l'eau de Seine ont peut-être fait trop bon marché de ces qualités. Nous croyons, pourtant, qu'elles ont en hygiène une importance considérable.

A part quelques Parisiens endurcis et atteints de *séquanisme chronique*, tout le monde s'accorde à proclamer l'impureté notoire de l'eau de la Seine, dans tout son parcours à travers la ville et jusqu'à une certaine distance en aval de Paris. La présence des matières organiques azotées, putrescibles, en voie de fermentation ou de décomposition, a été démontrée et mise hors de doute par les travaux de MM. Poggiale, Bussy et Boudet.

Il résulte des analyses faites par ces habiles chimistes que la proportion d'ammoniaque, qui peut être considérée comme la mesure du degré d'impureté d'une eau, comme son quotient d'insalubrité, augmente sensiblement depuis le pont d'Ivry jusqu'au pont de l'Alma, et qu'au niveau des pompes de Chaillot notamment, elle s'élève à 34 centièmes de milligramme, c'est-à-dire au delà des limites compatibles avec les qualités d'une bonne eau potable.

On a dit, il est vrai, que ces graves inconvénients disparaîtraient bientôt, grâce au système des grands égouts collecteurs, destinés à transporter au loin les immondices et les déjections des maisons et des rues. — Sans aucun doute, ces vastes exutoires affranchiront la Seine d'une grande partie de ses impuretés; mais il est aussi très certain que le fleuve recevra encore et conservera toujours assez de souillures pour inspirer une juste répugnance aux consommateurs, et exercer une influence fâcheuse sur la santé publique.

La présence des matières organiques, azotées et fermentescibles, démontrée déjà par l'expérience chimique dans le courant même du fleuve, a été constatée aussi, d'une manière non moins positive, à l'œil nu et au microscope, dans l'eau des réservoirs de la rue Racine, du Panthéon, de la rue Saint-Victor, de la rue de Vaugirard, de Passy, de la barrière Monceau et du quartier Popincourt, alimentés par l'eau de la Seine ou par celle de l'Ourcq.

M. Bouchut, à qui appartiennent ces recherches, en a fait

l'objet d'une intéressante communication à l'Académie des sciences, le 17 juin 1861. L'auteur de cette note affirme que l'eau des réservoirs qu'il a examinés, tient en suspension tantôt des myriades de particules jaunâtres, qui lui donnent l'apparence d'une émulsion épaisse, semblable à de la boue, tantôt une innombrable quantité d'êtres vivants qu'on prend à la cuiller, comme dans un potage, d'autres fois enfin, de nombreuses moisissures renfermant des masses incalculables de navicules, de paramécies, de matières calcaires amorphes et d'innombrables détritus organiques de crustacés.

Dans la même séance, M. Coste est venu confirmer les assertions de M. Bouchut. « Dans les réservoirs du laboratoire du Collége de France, qu'alimente l'eau de la Seine, il se développe une grande abondance de dépôts malsains, de végétaux et d'animaux microscopiques. Je mesure, en quelque sorte, l'intensité de cette altération, dit l'éminent professeur, par l'influence nuisible qu'elle exerce sur l'incubation des œufs de poisson, qui, ici, font office d'instruments d'expérimentation d'une sensibilité extrême. La mortalité y est toujours en proportion de la fermentation, dont l'œil nu, l'odorat ou le microscope permettent aisément de constater l'existence. »

Ce qui donne plus de valeur à ces recherches, et leur sert, pour ainsi dire, de contre-épreuve, c'est que, suivant l'observation de M. Bouchut, l'eau des réservoirs de l'Observatoire, alimentés par les sources d'Arcueil, présente la limpidité du cristal ; rien n'en trouble la pureté, et elle ne renferme jamais aucun infusoire végétal ou animal.

Tout le monde n'a pas pris au sérieux ce qu'on a nommé malignement « l'effroyable récit de M. Bouchut ». Peu s'en faut que M. le docteur Jolly ne présente ce travail comme une sorte de conte de Barbe-Bleue, imaginé à plaisir pour « inspirer à la population de Paris toute répugnance et tout dégoût pour l'eau de Seine ». En tout cas, notre savant et spirituel confrère soutient « qu'il n'y a guère lieu de s'effrayer de pareils récits au point de vue de l'hygiène », et rappelant a fameuse expérience de Spallanzani, il déclare qu'on ne peut exciper de la présence des matières organiques dans les eaux de rivière contre leur usage domestique.

Nous regrettons de nous mettre en opposition avec un esprit aussi distingué que M. Jolly, mais nous ne saurions adopter une opinion contre laquelle proteste tout ce que nous avons lu ou appris dans les livres et dans les cours d'hygiène.

Tous les hygiénistes s'accordent, en effet, à déclarer qu'une des principales qualités de l'eau potable, une des plus essentielles, c'est d'être exempte de matières organiques. Tous les traités classiques s'étendent avec une insistance significative sur les dangers qui peuvent résulter de l'usage d'une eau adultérée par des matières organiques ; tous proclament unanimement qu'une eau chargée de principes azotés est malsaine et délétère au premier chef.

Voici quelques citations qui ne permettront pas d'en douter :

— « Les eaux potables ne doivent pas contenir de matières animales ou végétales corrompues. » (*Hallé.*)

— « La présence des matières organiques en quantité notable dans les eaux employées pour la boisson ordinaire doit toujours être considérée comme une chose fâcheuse... On sait, par expérience, que l'usage de ces sortes d'eaux donne lieu assez souvent à des maladies très graves. » (*Dupasquier.*)

— « Une bonne eau potable doit être exempte de matières organiques. » (*Guérard.*)

— « L'eau potable doit être exempte de matières animales et végétales ; leur moindre inconvénient est de la désoxygéner ; leur décomposition la rend putride. » (*Michel Lévy.*)

— « Les matières organiques exercent sur l'économie une influence pathogénique qui ne saurait être contestée. » (*Fleury.*)

— « Sauf de très rares exceptions, les eaux qui tiennent

en dissolution une proportion notable de matières organiques se putréfient vite et acquièrent des propriétés nuisibles... On admet comme un résultat général d'observation que, toutes choses égales, moins une eau potable contient de matières organiques, meilleure elle est. » (*Annuaire des eaux*, cité par M. *Tardieu.*)

— « Une bonne eau potable ne doit renfermer ni matières animales, ni matières végétales, et particulièrement aucune de ces substances en état de décomposition. Elle ne doit acquérir aucune odeur désagréable après avoir été conservée dans un vase fermé ou ouvert. » (*Congrès d'hygiène publique de Bruxelles.*)

Un des savants les plus justement estimés de la Belgique, M. Van Beneden, professeur d'histoire naturelle à l'Université de Louvain, a communiqué à l'Académie des sciences de Paris, dans la séance du 2 juin dernier, une note sur l'origine des vers intestinaux, dans laquelle nous lisons les lignes suivantes :

« Dans l'état actuel de la science, il est permis d'affirmer que le *bothriocéphale* ou le *tænia large* des anciens auteurs (espèce de ver solitaire dont la longueur varie de 7 à 12 mètres) s'introduit chez l'homme par l'eau qu'il boit.

» Le docteur Koch (de Saint-Pétersbourg) a fait connaître dernièrement que les embryons du bothriocéphale de l'homme sont couverts de cils vibratiles, et que, sous forme d'infusoires, ils vivent librement dans l'eau. Le docteur Koch ajoute cette remarque intéressante, qu'à Moscou, *où l'on boit de l'eau de source*, ce ver est *rare*, tandis qu'à Saint-Pétersbourg, à Riga et à Dorpat, *où l'on boit de l'eau de fleuve*, ce ver est, au contraire, *très commun.* »

Ces paroles me semblent assez significatives ; et je ne pense pas qu'elles aient besoin de commentaire.

Après les citations qu'on vient de lire, sera-t-il permis encore d'avancer « que la présence des matières organiques n'est véritablement, aux yeux de la science elle-même, qu'un argument spécieux et puéril, qu'un vain prétexte contre les eaux de rivière, et en particulier contre l'eau de la Seine? »

Quels que soient notre culte et notre vénération pour ce beau fleuve, nous devons être sans faiblesse pour ses défauts, comme sans injustice pour ses qualités. Il faut donc convenir avec les hommes spéciaux et les plus compétents qui se sont occupés de la question, que l'eau de la Seine, en aval de Paris et dans tout son trajet à travers la ville, est souillée par des immondices et des détritus organiques azotés, qui la rendent impropre à la boisson.

« En amont, dit M. Dumas, elle est plus pure, il est vrai; mais les déjections des usines de Choisy-le-Roi et les immondices des habitations riveraines qui se multiplient au-dessus de Paris suffisent encore pour la rendre suspecte. Que serait-ce si l'annexion (aujourd'hui réalisée) des communes suburbaines amenait comme conséquence l'établissement d'un double cordon d'usines sur les bords de la Seine, en amont comme en aval, à quelque distance de Paris, sans doute, mais trop près néanmoins pour qu'avant de parvenir à nos machines hydrauliques l'eau du fleuve eût pu se dépouiller des impuretés que des tanneries, des teintureries, des manufactures de produits chimiques y verseraient à flots? »

M. Dumas est à la fois membre de l'Institut et président du conseil municipal. Cette double qualité de savant et de magistrat donne une valeur toute particulière aux paroles sorties de sa bouche. Aussi, bien que la proportion des matières organiques ne soit plus que de 3 à 5 centigrammes par litre en amont de Paris, croyons-nous devoir respecter les scrupules de l'illustre chimiste, et applaudir à la sollicitude du prévoyant conseiller, qui déclare qu'une bonne administration ne peut accepter comme élément essentiel de l'alimentation de la cité l'eau de la Seine, dans son état actuel, même au Pont-d'Ivry ou à Port-à-l'Anglais.

Le défaut de limpidité de l'eau de Seine est une de ces vérités tellement vulgaires et qui tombent si bien sous les sens qu'on aurait mauvaise grâce à prendre sur ce point la défense du noble fleuve. Il résulte des tableaux dressés par le service hydrométrique du bassin de la Seine pendant sept années (1854-1861), que l'eau prise à Montereau, c'est-à-dire bien au-dessus de sa jonction avec la Marne, est trouble ou louche pendant cent soixante-dix-neuf jours, soit la moitié de l'année, et pendant près de deux cent trente jours ou des deux tiers de l'année en aval du pont d'Austerlitz.

Nous ne dirons pas avec Dupasquier que les eaux troubles sont essentiellement mauvaises, lourdes et indigestes; mais nous admettrons volontiers avec M. Guérard, M. Grellois et beaucoup d'autres hygiénistes qu'elles doivent être rejetées à cause de l'odeur de vase qu'elles dégagent, du dégoût qu'elles inspirent et de la répugnance qu'elles provoquent en ceux qui sont forcés d'en faire usage.

Nul doute, cependant, que l'emploi habituel ou trop fréquent de ces eaux ne soit préjudiciable à la santé, si leur résidu limoneux est trop abondant, et si, au lieu de substances purement terreuses, il renferme encore des principes organiques azotés.

Dans le premier cas, les eaux gênent par leur poids le mécanisme de la digestion. Dans le second cas, elles exposent aux dangers précédemment décrits.

Or, les eaux de la Seine, dans leurs jours de grandes troubles, présentent le double inconvénient que je signale ici. Leur résidu limoneux s'élève au chiffre énorme de 1 à 2 grammes par litre, et, d'après M. Poggiale, contient 3 et 2 pour cent de matières organiques.

Ce n'est donc pas sans motif qu'on a reproché à la Seine d'être trouble pendant une grande partie de l'année.

Quant à la température, c'est avec raison que les hygiénistes les plus éminents en font une qualité de premier ordre pour l'eau potable. L'eau glacée en hiver, l'eau tiède en été se boivent difficilement, déterminent une sensation pénible et sont incapables d'apaiser la soif.

En outre, l'eau glacée peut donner lieu à des odontalgies, à la carie dentaire, à des gastralgies, à des coliques intenses et à des troubles gastriques et intestinaux d'une certaine gravité.

« L'eau tiède, pendant les ardeurs de l'été, est désagréable et malsaine tout à la fois, dit M. Guérard. Elle frappe d'atonie les organes digestifs; elle amène une sorte d'alanguissement des fonctions gastriques et intestinales, d'où des vomissements, des flux dysentériques et souvent même des phénomènes cholériformes. »

M. le docteur Grellois a fait ressortir très habilement l'importance hygiénique de la température de l'eau potable dans les lignes suivantes :

« Si l'eau a le pouvoir de calmer la soif, c'est surtout à sa fraîcheur qu'elle doit cette importante propriété. Une eau chaude ou tiède, quelle que soit sa pureté, ne peut apaiser notre soif que très imparfaitement, si même elle n'en augmente les ardeurs.

» Les eaux chaudes ou tièdes inspirent du dégoût, déterminent dans la bouche et le pharynx une impression de fadeur désagréable, et provoquent des nausées, souvent même des vomissements. Elles ne rafraîchissent pas, elles jettent dans l'atonie, la langueur, chargent l'estomac d'un poids inutile, et entravent les digestions.

» L'usage habituel de ces eaux détériore le tube digestif, et produit sur la muqueuse stomacale une sorte de macération qui peut aller jusqu'au ramollissement; il affaiblit la contractilité des tuniques intestinales, et donne lieu à ces funestes dyspepsies qui font le désespoir des malades et des médecins. La présence des aliments incomplétement altérés par les sucs gastrique et biliaire finit par irriter la muqueuse de l'estomac et des intestins, déterminer des phlegmasies chroniques et des diarrhées séreuses interminables. En même temps le sang s'appauvrit, perd de sa plasticité par un excès de dilution; la transpiration cutanée ou la sécrétion urinaire augmentent à l'excès; des hydropisies partielles ou générales se manifestent, et viennent témoigner du profond affaiblissement où tombe tout l'organisme. »

« N'est-ce point là, du moins en partie, écrit à son tour M. Michel Lévy, l'origine de ces diarrhées, de ces dysentéries, de ces ictères, de ces gastro-entérites à forme putride, si fréquentes en été chez nos militaires, qui n'ont le plus souvent pour se désaltérer qu'une eau tiède conservée dans les chambrées?

» Le manque d'eau fraîche pendant la saison des chaleurs, ajoute l'éminent directeur du Val-de-Grâce, nous paraît, comme à Dupasquier, une cause trop peu remarquée d'accidents et de malaises. »

L'eau glacée « agace les dents et détermine dans l'arrière-bouche une sensation de froid caustique; après sa déglutition, elle donne lieu dans la région épigastrique à une impression de froid excessif, qui se propage rapidement à toutes les parties du corps, à des coliques et à des diarrhées. La circulation est ralentie, la chaleur générale est abaissée, la transpiration diminuée ou même supprimée. »

Quand la réaction occasionnée par l'eau glacée est intense, elle provoque des congestions vers différents organes, des bronchites, des pleurésies, des pneumonies, des péritonites, etc.

L'eau fraîche ou tempérée procure une sensation agréable, apaise la soif, stimule l'estomac, et favorise les actes digestifs; c'est la température qui convient essentiellement à l'eau potable.

On voit par les citations qui précèdent que la température de l'eau est une condition d'une importance majeure en hygiène; et l'un des griefs les plus graves qu'on puisse articuler contre l'eau de la Seine, c'est qu'elle est chaude en été et glacée en hiver.

En somme, il résulte de ce qui vient d'être exposé :

1° Que l'eau de Seine, prise en aval de Paris et dans son parcours à travers la ville, est souillée par des impuretés qui la rendent impropre à la boisson;

2° Que la même eau, prise en amont de Paris, au delà du confluent de la Marne, renferme peu de matières organiques et possède une composition chimique telle à peu près que la réclame une saine hygiène ;

3° Mais que cette eau présente tous les inconvénients des eaux de rivière, à savoir peu de fixité dans ses éléments salins, une transparence équivoque, des troubles fréquentes et une température variable.

En conséquence, l'eau de Seine ne possède pas rigoureusement toutes les qualités d'une bonne eau potable, et surtout elle ne réalise pas toutes les conditions que réclame aujourd'hui l'hygiène publique pour l'alimentation d'une grande ville.

XII

Des moyens proposés pour remédier à l'impureté de l'eau de la Seine et aux variations de sa température.

Divers procédés de filtrage. — Leurs imperfections, leurs inconvénients. — Difficultés insurmontables du filtrage en grand.

Impossibilité de modifier la température des grandes masses d'eau.

Conclusions.

Les séquanistes n'éprouvent aucun embarras en présence des difficultés qui viennent d'être signalées. Ils répondent qu'il ne manque pas de procédés de filtrage pour clarifier l'eau, ni de moyens pour en modifier la température suivant le gré du consommateur.

Assurément, les appareils de filtrage, en grand ou en petit, naturels ou artificiels, ne font pas défaut. Mais il n'en est pas un, quel que soit son degré de perfection, qui au bout d'un temps plus ou moins long ne soit exposé à s'obstruer, à débiter le liquide en proportion toujours décroissante, et enfin qui ne réclame fréquemment un nettoyage ou une réparation.

Le système Fonvielle (éponges, gravier et grès pilé), appliqué aux réservoirs de la porte Saint-Denis, de la rue de l'Université, de la rue de l'Arcade, du Palais-de-Justice, de l'Arsenal et de la rue de Ponthieu, procure une filtration incomplète et donne une eau louche, surtout à l'époque des grandes troubles. La clarification semble n'arrêter que la moitié des matières en suspension. Les éponges qui composent l'appareil se détériorent facilement, et demandent, ainsi que le grès, à être renouvelées deux ou trois fois par an. Enfin, ces filtres ne peuvent fonctionner sans une forte pression hydraulique, dont on n'a pas toujours la libre disposition.

Le filtre Souchon, adopté pour les réservoirs de la Boule-Rouge, de la rue de Courcelles, de la rue des Écrivains, de Chaillot, de la rue de Sèvres, de la rue d'Angevilliers et de la rue du Temple, est préférable au filtre Fonvielle ; mais la laine tontisse, employée dans cet appareil, acquiert, au bout de quelques jours, pendant les grandes chaleurs, une forte odeur d'hydrogène sulfuré, à laquelle il est nécessaire de remédier par des lavages réitérés, des lessives alcalines et par une teinture en noir, au moyen de la noix de galle et d'un sel de fer.

Le filtrage au charbon, tel qu'il existe dans l'établissement du quai des Célestins, exige des dépenses considérables. Le charbon absorbe une partie de l'air tenu en dissolution dans l'eau, et nécessite des lavages fréquents pour être débarrassé des matières animales et des principes organiques dont il se pénètre.

Tel est le jugement qu'Arago, Dupasquier, M. Guérard et, après eux, tous les hygiénistes et les hydrographes de nos jours ont porté sur ces trois procédés de filtration.

D'ailleurs, la plupart des adversaires du projet municipal ont reconnu aussi les imperfections de ces procédés et ont proposé l'adoption d'autres systèmes qui semblent réunir, mieux que les précédents, les conditions requises pour le filtrage d'une grande masse d'eau, mais qui, pourtant, laissent encore beaucoup à désirer.

Les uns, en très petit nombre, ont vanté le système des filtres se nettoyant eux-mêmes, appliqué par Robert Thom, à Greenock, en Écosse.

Mais ce système exige une forte pression hydraulique et l'intervention de machines sujettes à s'avarier. En outre, c'est un moyen de filtrage infidèle, et l'expérience qui a été faite à Bordeaux d'un mécanisme analogue n'est pas de nature à lui gagner des partisans.

Les autres ont préconisé le système établi à Thames-Ditton, en amont de Londres, par les compagnies de Lambeth et de Chelsea.

Mais les quantités énormes de sédiment qui s'amassent à la surface des filtres, les engorgements fréquents de la masse filtrante tout entière, les frais d'installation des bassins, les proportions démesurées qu'il faudrait donner aux constructions pour l'approvisionnement général de Paris, les dépenses de nettoyage journalier et d'entretien annuel, ont paru à M. Guérard, à M. Tardieu et à M. Haussmann, des raisons assez puissantes pour repousser l'emploi d'un pareil système.

D'autres auraient voulu qu'on adoptât pour les eaux de la Seine le système des galeries filtrantes, établi par d'Aubuisson à Toulouse et par Watt à Glasgow.

Mais, si ce système a pu être réalisé sur les bords sablonneux de la Clyde et de la Garonne, grâce à des conditions locales exceptionnelles, qui se prêtaient merveilleusement à une filtration naturelle, il était irréalisable dans les terrains gypseux qui bordent la Seine, et que l'eau n'aurait pu traverser sans altérer sa composition chimique, sans se charger de sulfate de chaux.

Autre difficulté. Les galeries creusées dans le banc de gravier de la Garonne ayant 900 mètres de développement, il faudrait pour Paris, dont la population est dix-huit fois plus considérable que celle de Toulouse, des galeries filtrantes de 16,200 mètres d'étendue. Où trouver, au voisinage de la Seine, une plaine sablonneuse assez vaste pour établir un filtre de plus de 16 kilomètres?

Enfin, il est certain que depuis quelques années le volume d'eau fourni par les galeries filtrantes de Toulouse et de Glasgow a commencé à diminuer d'une manière sensible; et le calcul a pu déterminer approximativement l'époque où l'obstruction deviendrait assez forte pour condamner les filtres au chômage.

M. Chevillion a proposé de clarifier les eaux destinées à l'approvisionnement de Paris, par le drainage d'une certaine étendue du fond de la Seine et de la Marne.

Ce projet, qui offre la plus complète analogie avec le précédent, est passible des mêmes objections.

En résumé, un filtre, quelle que soit sa forme, quelles que soient ses dimensions, est un appareil essentiellement défectueux, impropre à purifier l'eau des substances hétérogènes qui y sont dissoutes, ne produisant le plus souvent qu'une clarification incomplète, exigeant l'emploi de machines élévatoires, sujet à des retards fâcheux, à des chômages fréquents, toujours et fatalement exposé aux engorgements et nécessitant un nettoyage continuel et des réparations nombreuses. En ce qui concerne spécialement la Seine, M. Guérard évalue à 6,000 kilogrammes, 3 mètres cubes, la masse du dépôt de matières solides dont il faudrait débarrasser par jour, dans les fortes troubles, les 12 millions de litres d'eau que ce fleuve fournit à la consommation quotidienne, si l'on voulait la clarifier en totalité par la filtration naturelle.

Les imperfections inhérentes à tous les procédés de filtrage, les inconvénients qu'ils présentent, les frais d'entretien et les dépenses de réparation qu'ils exigent, font que les meilleurs esprits regardent le filtrage des eaux potables ou comme un problème insoluble, ou comme un assez mauvais expédient, comme une sorte de pis-aller, auquel on doit préférer un système qui, prenant l'eau à sa source, la fournit au consommateur avec sa limpidité originelle, avec toute la transparence que lui donne la nature.

Telle est, je le répète, l'opinion des hygiénistes, des physiciens et des hydrographes les plus distingués, d'Arago, de Dupasquier, de MM. Guérard, Darcy, Dumas, Tardieu, Michel Lévy, Fleury, Ward (de Londres), Dufour-Dubergier, Michal, Mary, Belgrand, etc.

Nous croyons donc, quoi qu'on ait pu alléguer dans ces derniers temps, que le filtrage en grand des eaux de la Seine offre des difficultés insurmontables, et qu'avant de recourir, pour alimenter Paris, à des eaux qu'on est dans la nécessité de filtrer, on doit avoir la conviction qu'il est impossible de s'en procurer d'autres.

Les moyens proposés pour remédier à l'inconstance de la température des eaux fluviales, pour échauffer en hiver et rafraîchir en été de grandes masses de liquide, sont plus défectueux encore, et aussi dispendieux que les procédés de clarification. Depuis le moyen proposé par M. Terme et rajeuni par M. Delamarre, jusqu'au système préconisé par M. Grimaud (de Caux), jusqu'à l'ingénieux appareil imaginé par M. Burcq, tout dénote de généreuses intentions, de louables efforts pour arriver à la solution du problème ; mais aussi tout trahit l'embarras des inventeurs, l'imperfection des moyens et les difficultés, pour ne pas dire les impossibilités, du but à atteindre.

« Le rafraîchissement de l'eau destinée à la consommation de Paris n'est pas possible, dit M. le préfet de la Seine. On a proposé de la faire séjourner dans des bassins voûtés, sous les hauteurs de Montmartre ou de Belleville, pour l'y amener à une température moyenne constante ; mais l'effet inverse se produirait : les parois des réservoirs se mettraient peu à peu en équilibre avec la température du dehors, au moyen de la masse énorme d'eau qui y serait journellement accumulée. Pour qu'une masse d'eau, incessamment renouvelée, sorte fraîche de réservoirs souterrains, il faut qu'elle y arrive telle. »

Ces assertions sont parfaitement exactes et trouvent une entière confirmation dans les expériences de M. Darcy, desquelles il résulte qu'en faisant séjourner ou couler l'eau dans des réservoirs ou des tuyaux placés sous le sol assez profondément (1 mèt. à 1 mèt. 50), suivant le procédé de M. Terme, le seul résultat obtenu est de conserver à l'eau sa température initiale.

« L'eau, écrit M. Guérard, ne se refroidit pas dans un réservoir souterrain, dût-on l'y laisser une année entière sans la renouveler ; et l'on peut établir en principe que la température des eaux souterraines est variable dans des limites peu étendues et qu'elle ne correspond jamais, quant à la simultanéité des indications thermométriques, à celles de la localité où elles sont versées sur le sol. »

Mais, dit-on, s'il est si difficile de clarifier, de rafraîchir et d'échauffer l'eau en grand, rien de plus simple, rien de plus commode, rien de plus aisé que de lui communiquer en petit, et à l'aide des procédés usuels et domestiques, le degré de transparence et de température convenables. Il n'est pas de si modeste ménage qui ne possède une fontaine à filtre, et il n'est pas de gens si gueux qui n'aient du feu en hiver pour tiédir leur eau, un alcarazas, une cave ou de la glace en été pour lui donner la fraîcheur qui lui manque.

Hélas ! nous craignons bien que ce ne soit là une utopie ; et nous avons peine à nous figurer que le pauvre et l'ouvrier aient le loisir et les facilités nécessaires pour se procurer la jouissance, si légitime pourtant, d'une eau potable à l'abri de tout reproche.

Je conclus de ce qui précède :

1° Que les moyens indiqués pour remédier à l'impureté

de l'eau de Seine et à l'inconstance de sa température sont insuffisants, imparfaits et coûteux, soit qu'on les envisage en grand, soit qu'on les considère en petit;

2° Que tous les systèmes d'approvisionnement de Paris, en eau potable, ayant pour but de puiser l'eau de la Seine, même en amont de la capitale, laissent beaucoup à désirer sous le rapport de l'hygiène et sont loin de satisfaire à toutes les conditions d'un bon service hydrologique;

3° Qu'on doit leur préférer un système qui ait l'avantage de distribuer abondamment à tous les habitants de Paris une eau toujours limpide, toujours tempérée, possédant naturellement et au suprême degré les qualités requises par l'hygiène, sans qu'il soit nécessaire de recourir à aucun artifice ni d'imposer au consommateur aucune dépense pour la corriger de ses défauts ou pour lui donner des propriétés qu'elle n'a pas.

XIII

Le mal et le bien qu'on a dits des sources champenoises. — La vérité sur ces eaux selon la science.

Analyse comparative de l'eau de la Seine et des eaux de la Champagne.

Quelque zélé séquaniste que l'on soit, on est donc bien forcé de convenir que, si l'eau de Seine est à peu près irréprochable dans sa composition chimique, elle laisse fort à désirer quant à ses propriétés physiques; qu'elle est très variable dans sa limpidité, plus variable encore dans sa température; qu'elle a besoin d'être échauffée en hiver, rafraîchie en été et clarifiée en toute saison. En conséquence, il est permis de dire sans exagération, comme sans injustice, que cette eau, qu'on ne peut boire sans une préparation préalable qui l'amende, qui la purifie, qui la dépouille de sa tache originelle, n'est pas encore le type de l'eau potable telle que la réclame rigoureusement l'hygiène, telle qu'elle convient à la consommation d'une grande cité, telle enfin qu'il la faut pour satisfaire aux conditions du programme posé par l'édilité parisienne.

L'eau des sources champenoises est-elle mieux douée sous tous ces rapports que l'eau de la Seine?

C'est ce qu'il me reste à examiner.

Si l'on en croit les adversaires du projet municipal, les séquanistes à outrance, il n'est point de pire eau que celle de la Vanne, de la Somme-Soude et de la Dhuis. Celle de la Dhuis surtout est ce qu'il y a de plus malfaisant et de plus détestable au monde.

On en jugera par les reproches suivants :

Les eaux des nappes souterraines de la Champagne, dit-on, sont dures, crues, et tellement saturées de sels calcaires, que le résultat de l'épreuve hydrotimétrique en est à peine croyable, 40 degrés ! Séléniteuses et mal aérées, elles sont en tout point semblables aux eaux de puits ; elles offrent leurs inconvénients et leurs dangers ; elles sont impropres à l'usage alimentaire, au savonnage, aux diverses industries ; elles infectent de goîtres les populations qui en font usage ; elles sèment sur leur passage la carie dentaire, la dyspepsie, les lésions organiques de l'estomac, les affections strumeuses et cancéreuses ; et même, suivant le témoignage de M. le docteur Mignot (de Viels-Maisons), elles ne seraient pas étrangères à la production des cataractes nombreuses qu'il rencontre dans les populations riveraines. On ne peut donc que déplorer l'aveuglement de ceux qui s'obstinent à aimer et à vanter ces eaux maudites.

Si encore elles pouvaient s'améliorer dans leur trajet ! Mais non ! On leur ôte tout moyen d'acquérir de bonnes qualités et de se dépouiller des principes malfaisants qu'elles renferment. Emprisonnées avec des précautions minutieuses dans des aqueducs hermétiquement fermés, les eaux dérivées ne seront pas soumises à la triple influence de l'air, du soleil et de la lumière ; elles arriveront à Paris sans avoir *respiré*. S'imagine-t-on, d'ailleurs, que ces eaux, qu'on ira prendre à 40 et 50 lieues d'ici, puissent se soustraire à l'influence des milieux ambiants et parvenir jusque sur nos tables à la température de 12 degrés, qu'elles avaient à leur point de départ ?

Tel est, en résumé, l'acte d'accusation dressé par les séquanistes contre les eaux des sources champenoises.

En somme, ce sont, d'après eux, les plus vilaines eaux de la terre : elles ont tous les défauts; elles n'ont aucune qualité; ou plutôt on leur en laisse une, par grâce, c'est la *limpidité*. Sous ce rapport, leur réputation est intacte et sans tache. Mais qu'est-ce, encore, qu'une semblable pureté, qui couvre tant d'imperfections et qui dissimule tant de vices! ***Perfide comme l'onde de la Dhuis***, dira-t-on désormais.

Et les antiséquanistes et les partisans de la dérivation de crier à la calomnie, et de produire maintes analyses chimiques, maints documents scientifiques, pour démontrer l'inanité des plaintes de leurs adversaires et l'iniquité de leurs accusations.

L'eau des sources champenoises, disent-ils, est d'une limpidité constante et inaltérable, que ses ennemis même ne peuvent contester. Sa température se maintient, en toute saison, entre 10 et 12 degrés centigrades ; si bien qu'elle peut être livrée aux consommateurs telle qu'elle sort du sein de la terre, sans nul apprêt, sans aucune préparation préalable, qui doive la clarifier ou en modifier la température, selon l'état de l'atmosphère ou l'époque de l'année.

Cette eau, disent encore les promoteurs et les partisans du projet municipal, tient en dissolution des quantités d'air, d'oxygène et d'acide carbonique, qui ne diffèrent pas sensiblement de celles que renferme l'eau de la Seine.

Enfin, indépendamment des qualités physiques qui la distinguent entre toutes, elle n'est en rien inférieure, quant à sa composition chimique, aux eaux potables les plus justement renommées.

Ce ne sont point là, comme on a cherché à l'insinuer, de pures assertions, des fictions inventées à plaisir, des qualités imaginaires gratuitement prêtées aux eaux de la Champagne par des hydrauliciens fantaisistes, par des chimistes improvisés ou par quelques esprits atteints de je ne sais quel chauvinisme municipal. Les eaux de la Champagne ont été étudiées et analysées par les hommes les plus compétents, par des chimistes éminents, par M. Boussingault, par M. Pelouze, par M. Poggiale, par M. Mangon et par M. Belgrand.

« L'eau de la Dhuis, que j'ai puisée moi-même à la source, dit M. Poggiale, est légèrement opaline, mais par le repos elle devient limpide et incolore. Elle a une saveur agréable, fraîche et pénétrante. Sa température est de 13 degrés.

» Cette eau dissout bien le savon, bleuit légèrement le papier rouge de tournesol, se trouble par l'ébullition et laisse dégager de l'air et beaucoup d'acide carbonique; elle donne avec l'eau de chaux un précipité blanc de carbonate de chaux et de magnésie.

» A l'hydrotimètre, l'eau de la Dhuis marque 23°,50.

» Le bicarbonate de chaux, continue M. Poggiale, forme les trois quarts environ des principes fixes contenus dans l'eau de la Dhuis. C'est une condition heureuse, puisque ce sel est considéré comme indispensable à la formation des os. Du reste, cette eau en perdra probablement une partie dans son parcours de la Dhuis à Paris.

» L'eau de la Dhuis contient moins d'air et moins d'oxygène que l'eau de Seine; mais si l'aqueduc est aéré, elle dissoudra dans son parcours un volume plus considérable d'air.

» L'eau de la Dhuis ne contient que des traces presque insensibles de matières organiques.

» On n'y a pas trouvé d'ammoniaque.

» Elle ne renferme qu'une faible proportion de chlorures, et la quantité de sulfate de chaux est si faible, qu'on a éprouvé quelques difficultés pour le doser.

» On y a constaté, comme dans l'eau de Seine, la présence de l'iode. »

Ainsi parle M. Poggiale.

En lisant les résultats de cette analyse, faite par un savant consciencieux, par un chimiste habile, résultats qui concordent très bien avec ceux qu'ont obtenus MM. Boussingault, Pelouze et Mangon, peu s'en faut qu'on ne soit disposé à regarder l'eau de la Dhuis comme le type, comme la perfection des eaux potables.

Et pourtant c'est la Dhuis qui a été en butte aux accusations les plus ardentes de la part des adversaires du projet municipal; c'est elle surtout qu'on a dénoncée comme une sorte de rivière empoisonnée qui, au lieu de répandre dans Paris la santé, la force et la vie, viendra semer dans ses murs tous les fléaux imaginables, frapper les hommes dans leur intelligence et les femmes dans leur beauté, transformer enfin le peuple le plus vif, le plus aimable et le plus spirituel de la terre en une population abâtardie et dégénérée, en un misérable troupeau de goîtreux et de crétins !

Assurément les eaux de la Dhuis ne méritaient point des reproches aussi durs. Il suffira de jeter les yeux sur le tableau suivant, renfermant l'analyse comparative des eaux champenoises et des eaux de Seine, pour se convaincre de l'exagération des anathèmes lancés par les séquanistes.

Analyse comparative des différentes eaux, exprimée en milligrammes par litre.

	SEINE.	SOMME.	SOUDE.	SOURDON.	VERTUS.	DHUIS.
Carbonate de chaux	158	100	086	160	234	209
— de magnésie . .	051	»	»	»	»	024
Sulfate de chaux	040	»	»	»	»	001
— de magnésie. . . .	030	»	»	»	»	010
Chlorures.	032	040	032	046	030	009
Sels de soude et de potasse.	traces	»	»	»	»	013
Silice, alumine, oxyde de fer.	023	traces	»	traces	traces	traces
Matières organiques. . . .	q. notable.	»	»	»	»	tr. pr. insens.
Ammoniaque	0gr,00037	»	»	»	»	»
Oxygène	9cc,00					5cc,40
Acide carbonique	23cc,30					26cc,47

On voit que les eaux de la Somme-Soude et celles du Sourdon sont supérieures à l'eau de la Seine sous le rapport de la composition chimique; elles renferment moins de sels calcaires; elles ne marquent que 14 degrés à l'hydrotimètre. Celles de la Vanne, dont l'analyse ne figure pas sur ce tableau, marquent, à la source, 17 degrés hydrotimétriques, comme celles de la Seine. Quant à l'eau de la Dhuis, elle contient un peu plus de carbonate de chaux que l'eau de Seine; mais l'eau de Seine, en revanche, contient un peu plus de magnésie et de sulfates.

En résumé, l'eau des sources champenoises diffère peu, pour sa constitution chimique, de l'eau de la Seine prise en amont de Paris; et, s'il existe quelque différence, elle est le plus souvent à l'avantage des eaux de dérivation.

On voit en outre, par ce tableau, que les eaux de la Dhuis, loin d'être privées d'oxygène, comme on l'a un peu trop témérairement avancé, en renferment des proportions égales à celles qu'on trouve dans la plupart des eaux potables, notamment dans l'eau de Seine, pendant une partie de l'année.

Les eaux de la Champagne, dit M. Dumas, sont aérées par leur séjour dans un terrain perméable. Les résultats de l'analyse chimique ne permettent plus de douter de la vérité de cette assertion.

XIV

Les eaux de la Somme-Soude, de la Vanne et de la Dhuis ne sont point séléniteuses. — Preuves à l'appui de cette assertion. — Confusion sur laquelle repose l'erreur des séquanistes sur ce sujet.

Précautions prises par les auteurs du plan municipal pour améliorer l'eau dérivée et pour lui conserver ses bonnes qualités originelles.

Voilà donc que l'analyse chimique, dont les séquanistes croyaient pouvoir victorieusement invoquer le témoignage contre les sources champenoises, tourne au contraire à l'avantage de ces sources, et devient la plus éclatante justification de la préférence que l'édilité parisienne leur accorde pour l'usage domestique.

Non, les eaux de la Vanne, de la Somme-Soude et de la Dhuis ne sont point privées d'air et d'oxygène, comme on l'a prétendu!

Non, elles ne sont pas crues et séléniteuses, ainsi qu'on l'a proclamé à outrance!

Comme cette dernière question est capitale en hygiène; comme c'est aussi une des accusations sur lesquelles les séquanistes ont le plus vivement insisté, il est nécessaire d'entrer dans quelques développements à ce sujet.

Et d'abord, que doit-on entendre par *eaux crues*, *eaux dures*, *eaux séléniteuses?*

« On appelle *eaux séléniteuses*, *eaux dures*, *eaux crues*, dit Dupasquier, celles qui décomposent le savon et qui ne peuvent servir à la cuisson des légumes. »

« On nomme *séléniteuses* les eaux chargées de sulfate de chaux, parce qu'on appelait autrefois *sélénite* le sulfate de chaux. » (Londe.)

« Le sulfate de chaux est l'élément caractéristique des eaux dures. » (Payen.)

« Le sulfate de chaux, dissous dans l'eau, était appelé *sélénite* dans l'ancienne nomenclature; d'où l'expression de *séléniteuses*, appliquée aux eaux qui le contiennent : on les appelle encore *eaux dures*, *eaux crues*. Elles décomposent le savon en formant des grumeaux de savon calcaire insoluble, et ne peuvent servir ni au blanchiment, ni à la cuisson des légumes. » (Michel Lévy.)

« Dans les eaux dites *séléniteuses*, la plus grande partie de la chaux est à l'état de sulfate. » (Pelouze et Fremy.)

Ces définitions sont claires et ne permettent point d'équivoque.

Chimistes et hygiénistes désignent sous les dénominations d'*eaux crues*, *eaux dures*, *eaux séléniteuses*, des eaux impropres au savonnage et à la cuisson des légumes, des eaux saturées de *sulfate de chaux*.

C'est donc le *sulfate de chaux*, et seulement le sulfate de chaux, qui communique aux eaux séléniteuses leurs mauvaises qualités, et qui les rend impropres à la boisson et aux autres usages domestiques.

Or, les eaux de la Dhuis et de la Vanne en renferment à peine quelques traces, et les analyses les plus rigoureuses n'ont pu en déceler de vestiges dans les eaux de la Somme-Soude. Toutes ces eaux cuisent bien les légumes et dissolvent parfaitement le savon.

Nous avons donc mille fois raison de déclarer, preuves en main, que les eaux des sources champenoises ne sont point séléniteuses.

Comment l'opinion contraire a-t-elle été avancée et soutenue, même par des hommes d'un savoir et d'un mérite incontestables?

Cela tient à ce que l'action du bicarbonate de chaux a été confondue par eux avec celle du sulfate, et que les deux sels, considérés à tort comme également nuisibles, également malfaisants, ont été accusés des mêmes méfaits et enveloppés dans la même proscription.

Cette erreur ne date pas d'hier; elle a été très habilement redressée par Dupasquier, en 1840, dans ses belles recherches sur les eaux de rivières et les eaux de sources; et l'on est surpris de la voir se reproduire encore de nos jours, sous la plume d'un petit nombre de savants, surtout lorsque la grande majorité des chimistes et des hygiénistes s'accorde à la signaler et à la combattre.

« L'action du carbonate de chaux, dans les eaux potables, a été confondue à tort avec celle des autres sels calcaires, dit Dupasquier. Le carbonate de chaux, en effet, à moins qu'il n'existe en trop forte proportion, doit être considéré comme un principe utile et même nécessaire dans les eaux... Les effets thérapeutiques de ce sel expliquent l'utilité de sa présence dans les eaux potables... Il agit sur l'estomac à la manière du bicarbonate de soude, base des tablettes de Vichy, qui sont placées au premier rang parmi les substances propres à exciter l'action digestive de l'estomac. Les médecins emploient souvent le carbonate de chaux (yeux d'écrevisse, craie, etc.), dans les embarras gastriques, les aigreurs des premières voies, pour saturer les acides de l'estomac. »

MM. Guérard, Michel Lévy, Tardieu, Boussingault, Payen, Fleury, Boudin, Grellois, Becquerel, et tous les médecins qui ont écrit sur ce sujet, partagent l'opinion de Dupasquier et proclament l'utilité du bicarbonate de chaux dans les eaux potables.

Tous déclarent que ce sel contribue à la saveur de l'eau, active la digestion stomacale par l'acide carbonique qu'il dégage, et sature un excès d'acidité du suc gastrique.

Rien n'est donc plus certain et plus évident que l'action utile du carbonate de chaux dans l'acte de la digestion.

Ce n'est pas tout. Il fournit encore à la nutrition un principe utile. M. Boussingault a démontré, par des expériences précises, que le carbonate de chaux des eaux potables est indispensable à la formation et au développement du système osseux.

En résumé, le carbonate de chaux joue dans les eaux un rôle très différent de celui qu'on attribue au sulfate calcaire.

Le premier de ces sels est un élément utile, nécessaire même, tant aux plantes qu'aux animaux; le second, au contraire, est un élément inutile et nuisible.

Toutefois il ne faut pas que le bicarbonate de chaux, dans l'eau potable, dépasse la proportion d'*un millième*, suivant les uns, d'*un demi-millième*, suivant les autres : soit 1 à 5 décigrammes par litre.

Or, on a vu précédemment (p. 75) que, à leur point d'émergence, la Somme en renferme 1 décigramme, la Soude 8 centigrammes, le Sourdon 1 décigramme 1/2, et la Dhuis 2 décigrammes.

La proportion de carbonate de chaux dans les eaux champenoises reste donc renfermée dans les limites normales, dans les bornes fixées par l'hygiène. A cet égard, ces eaux diffèrent peu de l'eau de la Seine, qui contient $0^{gr},158$ de carbonate de chaux par litre.

D'ailleurs, si l'eau des sources champenoises est trop chargée de carbonate de chaux, et n'est pas suffisamment aérée à son origine, au goût des séquanistes, elle aura, quoi qu'ils en disent, toute facilité de s'amender et de s'améliorer pendant le cours de son trajet.

Ce long itinéraire, dont on a fait un si grand crime au plan de dérivation, loin d'être une condition défavorable, est au contraire une des circonstances les plus avantageuses du projet, une de celles qui doivent tourner le plus au profit des eaux dérivées. En effet, pendant les cinq jours qu'elles mettront à parcourir les 139 000 mètres de l'aqueduc, les eaux de la Dhuis et des autres sources champenoises pourront respirer à loisir, se saturer convenablement d'air et d'oxygène et se dépouiller aisément de leur excès de carbonate de chaux.

Les doutes qu'on a émis sur cette double éventualité ne résistent pas à une réfutation sérieuse.

Franchement, on aurait mauvaise grâce à nier avec trop d'opiniâtreté le fait de la précipitation spontanée du carbonate de chaux. Personne n'ignore que ce sel, dissous dans l'eau, se précipite en partie, à l'air libre, par suite du dégagement de l'excès d'acide carbonique qui le tenait en dissolution. C'est une notion tellement élémentaire en chimie, que je ne crois pas devoir insister davantage sur ce point.

Quant à l'aération, rien n'empêchera non plus qu'elle ne s'opère facilement et d'une manière complète.

En effet, l'eau cheminera, non point dans un espace étroit et *hermétiquement* fermé, comme on s'est plu à le dire, mais dans un véritable canal, au contact d'une couche d'air de 30 centimètres. Or, l'avidité de l'eau pure et de l'eau potable pour l'air atmosphérique est telle, selon M. Boussingault, que, sortant du sol peu ou point aérée, elle absorbe en un très court espace de temps tout l'air qu'elle peut dissoudre. C'est ainsi que l'eau d'Arcueil se sature d'air, chemin faisant, et contient, à son arrivée à Paris, près du double de la proportion d'oxygène qu'elle avait à l'origine de l'aqueduc. Pourquoi donc n'en serait-il pas de même pour les eaux dérivées de la Champagne ?

Mais il ne suffit pas qu'une eau absorbe facilement et promptement de l'oxygène ; il faut encore, pour être potable, qu'elle conserve ce gaz à l'état de liberté, ainsi que le fait judicieusement observer M. Robinet. Pour cela, il est nécessaire que « cette eau ne contienne point de *matières organiques* susceptibles de brûler, en quelque sorte, l'oxygène qu'elle a dissous. Or, ajoute le savant rapporteur, c'est précisément en ceci que l'eau de la Dhuis, comme l'eau de toutes les sources de bonne qualité, se distingue de l'eau de Seine et des eaux de rivières en général. »

Cette eau, circulant dans des canaux voûtés et munis d'une couche d'air, à l'abri des souillures du dehors, sera évidemment dans les meilleures conditions sous le rapport de l'aération.

Mais on ne s'est pas contenté de diriger contre les eaux de la Champagne des attaques hasardeuses et des accusations que rien ne justifie, en signalant dans leur composition chimique des imperfections contestables et des défauts imaginaires; on a prétendu encore que ces eaux perdraient en chemin leur température primitive, subiraient l'action des vicissitudes météoriques, et seraient servies sur nos tables, froides en hiver, chaudes en été, ni plus ni moins que l'eau des rivières.

Non! tous les moyens conseillés par la science et sanctionnés par l'expérience seront mis en œuvre pour prévenir de si graves inconvénients, pour écarter tout ce qui serait de nature à compromettre la pureté et la fraîcheur initiales des eaux dérivées, et pour faire qu'elles arrivent intactes jusqu'au consommateur.

Ainsi, le captage sera souterrain, les aqueducs seront couverts et les réservoirs voûtés, de manière que l'eau chemine et séjourne sans cesse à 1 mètre ou 1 mètre 50 centimètres sous le sol, c'est-à-dire à une profondeur telle que les influences atmosphériques ne sauraient aucunement l'atteindre, comme l'ont formellement établi les recherches de M. Darcy, rappelées plus haut (p. 69).

En un mot, comme je l'ai montré dans le chapitre sixième, en donnant la description du plan complet de dérivation, les précautions les plus minutieuses doivent être prises en vue de conserver à l'eau les bonnes qualités qu'elle possède et de lui communiquer celles qui lui manquent. Pour cela, peu importe la longueur du parcours, pourvu qu'une voûte suffisamment épaisse préserve l'eau des injures du dehors et la garantisse contre les perturbations de l'atmosphère!

Des considérations qui précèdent je déduis :

1° Que les eaux de la Vanne, de la Somme-Soude et de la Dhuis, qui ne contiennent que des traces de sulfate de chaux et des proportions normales de carbonate calcaire, ne sont ni dures, ni crues, ni séléniteuses;

2° Qu'elles sont suffisamment aérées;

3° Que, pendant leur long parcours, elles absorberont de l'air, et perdront une partie de leur carbonate de chaux, à la manière des eaux courantes;

4° Qu'elles conserveront intactes leur fraîcheur et leur pureté originelles;

5° Que, contrairement aux assertions de quelques séquanistes, elles seront excellentes pour la boisson et pour tous les usages domestiques.

XV

Les eaux des sources champenoises sont-elles capables de produire toutes les maladies dont les séquanistes ont menacé ceux qui en feraient usage? — Examen critique des opinions et des faits contradictoires invoqués à ce sujet par MM. Joly et Robinet.

Opinions des pathologistes sur les causes du cancer de l'estomac, de la cataracte, de la carie dentaire, de la scrofule, de la gravelle et du goître.

Les prédictions alarmantes des séquanistes sont démenties par les données de la science.

Justifier les eaux de la Champagne des reproches dont elles ont été l'objet au point de vue chimique, et démontrer qu'elles possèdent au suprême degré toutes les qualités de l'eau potable, comme je l'ai fait dans le chapitre précédent, c'est les absoudre implicitement d'accusations plus sérieuses encore, c'est les exonérer de tous les fléaux qu'on imputait à leur usage et qui n'étaient que la conséquence de leur prétendue mauvaise composition.

A la rigueur, il serait donc superflu d'examiner et de discuter la question de savoir si les eaux des sources champenoises sont capables de produire le goître, la carie dentaire, la dyspepsie, le squirrhe de l'estomac, les écrouelles et les autres maladies dont on a menacé les Parisiens, et surtout les Parisiennes, qui auraient la témérité d'en boire. Mais cette accusation est tellement grave, elle s'est reproduite avec une telle insistance, que nous croyons devoir nous y arrêter un moment.

Tout d'abord, notre embarras est extrême et notre perplexité grande, car nous nous trouvons en présence de deux assertions diamétralement opposées, sorties de la plume de deux hommes dont nous estimons également le savoir et la bonne foi, et appuyées sur des témoignages que nous avons tout lieu de croire de part et d'autre consciencieux, authentiques, respectables et dignes de toute créance. D'un côté, ce sont les affirmations de M. Jolly, basées non-seulement sur une expérience personnelle, mais encore sur le témoignage écrit de trois praticiens du pays, MM. Titon, Sallangre et Chevillion ; d'un autre côté, ce sont les dénégations de M. Robinet, étayées aussi sur des recherches individuelles et sur une sorte d'enquête médicale faite dans la contrée qu'arrose la Dhuis.

Toutefois, en y regardant de près, on voit qu'il n'est pas impossible de concilier ces opinions, en apparence contradictoires.

En effet, MM. Titon, Sallangre et Chevillion parlent de la fréquence relative du goître, de la carie dentaire, des affections organiques de l'estomac, etc., dans le pays où ils exercent. Ce sont là des faits dont ils sont journellement témoins ; nous devons y croire sans contestation.

Mais ce que M. Jolly n'a peut-être pas suffisamment remarqué, et ce qui méritait pourtant de l'être, c'est que les médecins dont il invoque le témoignage contre les eaux de la Dhuis, n'incriminent aucunement ces eaux, mais bien les *eaux de puits*, que boivent la plupart des habitants.

« L'*eau des puits* qui sont creusés dans le banc de craie,

dit M. Titon, donne un nombre plus considérable de goîtreux que dans les villages bâtis sur un cours d'eau. Dans les localités où les habitants puisent dans le ruisseau même l'eau qui leur sert de boisson, le *goître est à peu près inconnu.* »

« En général, écrit à son tour M. Chevillion, les *eaux de puits* sont les seules que l'on boive dans une grande partie de nos villages de Champagne. » Et c'est à « l'usage à peu près exclusif de ces eaux », dont le degré hydrotimétrique est représenté par le chiffre énorme de 47, que M. Chevillion attribue la fréquence du goître, de la carie des dents et des affections organiques de l'estomac.

Les témoignages invoqués par M. Jolly se rapportent donc à des *eaux de puits* mal aérées, saturées de sels calcaires, et marquant 47 degrés à l'hydrotimètre. En conséquence, ces témoignages ne sauraient en rien servir de chef d'accusation contre les eaux de la Dhuis, qui sont convenablement aérées, qui ne renferment pas de sulfate de chaux, qui contiennent des carbonates spontanément précipitables, et qui marquent seulement 23 degrés hydrotimétriques.

Ceci explique comment M. Robinet a pu affirmer, contrairement à l'opinion de M. Jolly, et sur la foi de preuves manuscrites et de témoignages authentiques, que les riverains de la Dhuis, qui boivent exclusivement de l'eau de cette rivière, jouissent de la plus belle santé et ne connaissent aucune des maladies ou des infirmités qui désolent les contrées voisines vouées à l'usage de l'eau de puits.

Cependant ne marchandons pas notre crédulité, et poussons la courtoisie jusqu'à admettre sans contestation que le goître, les écrouelles, la cataracte, le cancer, la carie dentaire, les calculs urinaires et les maladies organiques de l'estomac exercent quelques ravages sur les bords de la Dhuis, de la Somme-Soude et de la Vanne.

Reste encore à démontrer que c'est bien l'usage de ces eaux qui donne naissance aux redoutables maladies que je viens de nommer.

Or, je mets au défi les séquanistes de produire un témoignage formel, une preuve scientifique à l'appui d'une pareille assertion.

A ce sujet, il y a dans la science des théories, des hypothèses; mais il n'existe encore aucune donnée positive, aucune démonstration concluante, aucune doctrine satisfaisante.

Tout est équivoque, incertitude et obscurité dans l'étiologie des maladies organiques de l'estomac, du cancer, de la cataracte, de la carie dentaire, de la scrofule, des calculs urinaires et du goître.

Il me serait facile d'appuyer cette assertion de nombreuses citations empruntées aux médecins les plus éminents; mais, comme tous sont unanimes sur cette question, il me suffira de résumer ce qu'on trouve épars çà et là dans les auteurs les plus accrédités.

Voici donc, d'une manière sommaire, ce que disent les oracles de la science sur le sujet qui nous occupe :

1° *Maladies organiques de l'estomac* (*gastrite, squirrhe du pylore, etc.*) — On signale généralement parmi leurs causes : les coups et les contusions dans la région épigastrique, la suppression d'une hémorrhagie, la rétropulsion de la goutte, d'un vice dartreux ou psorique; l'abus des liqueurs alcooliques, l'usage journalier de boissons falsifiées, une mauvaise nourriture habituelle; l'emploi prolongé ou trop fréquent des médicaments énergiques ou de purgatifs drastiques; l'ingestion de matières âcres et irritantes, de substances vénéneuses et principalement de poisons minéraux.

Pour le cancer ou squirrhe du pylore notamment, on admet l'influence prépondérante des émotions morales tristes et des chagrins prolongés.

Et encore, après avoir énuméré toutes ces causes, les pathologistes ajoutent :

« Le cancer de l'estomac se développe presque toujours d'une manière obscure et sans l'intervention d'une cause appréciable; celle-ci, d'ailleurs, de quelque nature qu'elle soit, est impuissante pour faire naître la maladie, à moins que l'individu n'en porte déjà en lui le germe ou la prédisposition. » (Le professeur Grisolle.)

« Il n'y a de cause du cancer véritablement bien connue que l'hérédité... A l'exception de cette seule cause, tout ce que l'on a avancé mérite confirmation, et ne peut être tout au plus qu'accidentel. » (Docteur Bayard.)

2° *Cataracte.* — Les ophthalmologistes en attribuent la production aux progrès de l'âge, à l'exposition habituelle à un feu ardent ou à la lumière solaire, à l'action de certaines vapeurs irritantes sur les yeux, aux abus alcooliques, à l'usage des vins nouveaux acides, à la suppression d'un exutoire ou d'un flux sanguin habituel, à la rétrocession d'un exanthème, à une contusion de l'œil, à une plaie du globe oculaire, à la scrofule, à la syphilis, à l'herpétisme, à des émotions morales vives..., à « un baiser appliqué fortement sur l'œil... », à tout, en un mot..., excepté à l'usage des eaux de la Champagne.

3° *Carie dentaire.* — Suivant les dentistes les plus habiles, cette affection est produite par l'usage des boissons et des aliments trop chauds, par les transitions brusques d'une température extrême à une autre opposée; par l'abus du sucre et des substances acides; par le séjour de parcelles alimentaires dans l'interstice des dents. Elle se développe encore, dit-on, sous l'influence de la syphilis, du scorbut, et des diathèses scrofuleuse et rhumatismale.

La carie dentaire « semble endémique dans certaines contrées, particulièrement dans les pays humides, marécageux ou situés près des bords de la mer ».

M. Oudet, à qui j'emprunte ces paroles, ne dit rien des eaux de sources.

Mais voici ce qu'on lit à cet égard dans un traité d'hygiène justement estimé : « On voit souvent dans certaines localités un grand nombre de personnes atteintes de carie dentaire, et l'on attribue cet effet à l'action des eaux employées pour boisson. A notre avis, la cause de l'altération des dents dont il est question doit être cherchée ailleurs, car la composition des eaux est loin d'être la même dans les différentes localités où cette altération est commune. »

De qui sont ces paroles? — D'un antiséquaniste? — Non! mais d'un séquaniste fervent, de M. le docteur Londe.

4° *Scrofule ou écrouelles.* — « On avait cru longtemps, écrit le docteur Guersant dans un très remarquable article du DICTIONNAIRE DE MÉDECINE, que les propriétés de l'eau potable avaient quelque influence sur le développement de la scrofule; des médecins partisans de cette opinion avaient avancé, par exemple, que la grande quantité de scrofuleux qu'on observait à Reims dépendait surtout de ce que l'eau est très chargée de sels calcaires; mais cette cause ne paraît pas plus probable là qu'ailleurs. La ville de Troyes n'a pas l'inconvénient des eaux séléniteuses de Reims, et cependant le nombre de scrofuleux y est au moins aussi considérable; mais elle est aussi humide que la capitale de la Champagne, et les habitations y sont aussi resserrées. Les habitants de la rive gauche de la Seine, à Paris, ne boivent presque que de l'eau d'Arcueil, fortement chargée de sels calcaires, tandis que ceux de la rive droite ne boivent que de l'eau de la Seine ou du canal de l'Ourcq, qui est moins chargée de ces sels; et cependant on ne remarque pas plus de scrofuleux sur la rive gauche que sur la rive droite. Il est inutile de multiplier davantage les citations pour prouver le peu d'importance que les eaux peuvent avoir comme boisson dans la production de la scrofule. »

M. le professeur Grisolle partage ces idées, et, après avoir reproduit les faits allégués par Guersant, il ajoute : « Nous croyons qu'il est suffisamment prouvé que la qualité des eaux n'influe pas sur la production de la scrofule. »

Je n'ai rien à ajouter à des témoignages aussi formels et émanant de deux auteurs qui jouissent en médecine d'un crédit si légitime et d'une autorité si imposante.

5° *Gravelle et calculs urinaires.* — « L'usage pour boisson des eaux séléniteuses, dit M. le docteur Ferrus, semblerait pouvoir déterminer la gravelle sans acide urique. Mais l'expérience est loin de s'accorder avec ces conjectures ; on connaît un grand nombre de pays dont les habitants n'ont pour boisson que des eaux chargées de carbonate ou de sulfate de chaux, et chez lesquels la gravelle est une maladie fort rare, si ce n'est même tout à fait inconnue. »

« En Alsace, où le goître et les écrouelles sont familiers, écrit Vidal (de Cassis), le calcul urinaire est si rare, qu'on n'y fait pas quatre opérations de taille dans dix ans. »

Enfin on lit dans l'excellent TRAITÉ DE PATHOLOGIE de M. le professeur Grisolle : « Les vins blancs et l'usage des eaux séléniteuses ont été longtemps considérés comme des causes très actives de gravelle ; mais cette opinion n'a aucun fondement. »

Ainsi parle la science.

N'avais-je pas bien raison de dire que rien n'était plus confus, plus incertain et plus obscur que l'origine de la gravelle, de la scrofule, de la carie dentaire, de la cataracte et du cancer de l'estomac; et les citations précédentes ne démontrent-elles pas jusqu'à l'évidence qu'il y a au moins de la témérité à faire jouer à l'eau un rôle décisif dans l'origine de ces graves maladies ?

6° *Goître.* — Voyons si les séquanistes sont mieux autorisés à mettre sur le compte des eaux de source la production du goître, et à menacer, au nom de la science, de cette monstrueuse difformité ceux qui auraient l'audace de boire de l'eau de la Dhuis !

Malgré les beaux travaux dont le goître a été l'objet dans ces dernières années, le problème de son origine est toujours enveloppé de ténèbres et attend encore sa solution. Il est

nême digne de remarque que ces nombreuses et persévé-
·antes recherches, entreprises pourtant par des observateurs
éminents, n'ont fait jusqu'à présent que jeter plus de confusion sur cette mystérieuse question, en multipliant les hypo-
hèses, en compliquant les controverses et en grossissant le
nombre des théories destinées à dégager l'inconnue.

Presque tous les éléments, l'air, la terre et l'eau, ont été
our à tour accusés de porter en eux le germe de cette déso-
ante lésion. Les uns les ont accusés isolément ; les autres
ont formulé contre eux une plainte collective. Il est, enfin,
les savants qui considèrent ces causes comme secondaires et
qui font jouer un rôle étiologique prépondérant aux conditions hygiéniques de régime, d'habitation, d'habitudes, etc.
Je crois utile d'exposer ici ces diverses opinions, et de le
faire, quand il sera possible, dans les termes mêmes où elles
ont été exprimées par leurs auteurs.

De Saussure attribue la production du goître à l'humidité
de l'air et à la privation de la lumière solaire dans les vallées étroites, profondes et mal exposées.

M. Boussingault rattache le développement de cette lésion
à la raréfaction de l'air sur les hautes altitudes, à l'insuffisance ou à l'absence de l'air et de l'oxygène dans les eaux
employées comme boisson.

Iphofen en accuse la diminution de la quantité normale
d'électricité atmosphérique.

D'après Mac Clelland, médecin de l'armée anglaise aux
Indes, le goître coïncide avec le terrain calcaire.

Suivant M. Grange, cette maladie est endémique sur les
terrains magnésiens. « Les faits les plus précis, dit-il, dé-
montrent que l'influence délétère dérive du sol ; elle pénètre
dans l'économie par l'eau et les aliments qui contiennent in-

contestablement des sels magnésiens... Les eaux chargées de sels calcaires n'ont jamais donné le goître. Les sels de chaux sont beaucoup plus innocents que les sels de magnésie. »

M. Bouchardat, reproduisant l'opinion émise par Mac Clelland et la corroborant de faits nouveaux, soutient, au contraire, que les sels de magnésie n'ont aucune influence fâcheuse sur la santé, et professe que le goître reconnaît essentiellement pour cause l'usage des eaux séléniteuses ou chargées de *sulfate de chaux.*

M. Chatin déclare que le goître provient de l'absence de l'iode dans le sol, l'air et les eaux des localités où il règne d'une manière endémique.

Le vénérable archevêque de Chambéry, Mgr Billiet, qui a fait sur le goître de très intéressantes recherches, pense que « la cause du goître tient à la nature du sol local, dans lequel des détritus entrent en putréfaction et engendrent une cause qui exerce son action sur certaines organisations, à l'aide, sans doute, d'autres causes secondaires. »

Cette opinion a été savamment développée par M. le docteur Vingtrinier (de Rouen), dans un mémoire couronné par l'Académie de médecine. « Les études que nous avons faites en divers lieux, dit ce médecin distingué, les documents que nous avons réunis et les réflexions qui en découlent, nous ont porté à croire que le goître a une cause productrice unique, spécifique, locale et fixée çà et là, à la manière des bancs d'huîtres, et que de cette cause première sort une fécondation végétale ou minérale, ou plutôt une fermentation ou putréfaction, et enfin un miasme *sui generis*, ainsi qu'il en est pour toutes les endémies.

» C'est dans le sol superficiel et local, continue M. Vingtrinier, qu'il faut chercher ce banc infect, où naissent et d'où partent dans l'atmosphère, sous la double influence de l'air et de l'humidité, les émanations gazeuses et morbifiques qui produisent le goître. »

A côté de ces hygiénistes, qui ne font intervenir dans la production du goître que l'action d'une cause unique ou celle de deux agents, viennent se placer ceux qui admettent le concours de causes multiples et diverses.

Sous cette bannière se rangent MM. Ferrus, Niepce, Guérard, les membres de la Commission sarde pour l'étude du goître et du crétinisme, Rœsch, Baillarger, Cerise, Tardieu, Michel Lévy, Grisolle, etc.

« L'existence d'une cause unique, dit Ferrus, est inadmissible pour le goître endémique. »

Cette maladie « se lie, selon lui, à des causes multiples : hérédité, configuration du sol, absence ou nature des vents, étroitesse, profondeur et direction des vallées, voisinage des gorges montagneuses, habitations insalubres, humidité, privation de lumière solaire, émanations marécageuses, misère, mauvaise qualité des eaux et des aliments. »

M. Niepce compte parmi les causes les plus actives du goître : « un air altéré par une humidité excessive et vicié par des miasmes nombreux ; des habitations mal disposées, mal exposées, tout à fait malpropres et privées de lumière solaire ; la mauvaise qualité des eaux et des aliments. »

La Commission de Turin, dans son rapport, admet au nombre des causes prédisposantes les plus générales et les plus constantes du goître : « un air humide ou rendu malsain par la mauvaise exposition des habitations et par la construction vicieuse de maisons privées d'air et de soleil ; des aliments insuffisants ou de mauvaise qualité ; de mauvaises eaux, manquant de sels, d'iode et de brome.

» On ne peut, ajoute le rapport, attribuer exclusivement à une seule d'entre elles le goître et le crétinisme, sans se mettre en contradiction avec les faits. »

« Nous penchons à admettre, dit M. Michel Lévy, le principe de l'étiologie complexe du goître et du crétinisme...

Dans les investigations dont ces endémies sont l'objet, il faut interroger tous les ordres de modificateurs qui atteignent les masses ; rarement l'action exclusive d'un seul rendra compte de la permanence ou du renouvellement périodique et circonscrit de faits pathologiques toujours les mêmes, et formant en quelque sorte l'un des traits de l'identité historique d'une population. »

Et maintenant, je le demande, en présence d'opinions si variées et d'avis si contradictoires, que deviennent les prédictions alarmantes et les sinistres prophéties des séquanistes? N'est-on pas surpris de les voir trancher avec tant de hardiesse la question si controversée du goître, et annoncer si résolûment son invasion et ses ravages dans Paris, sous l'influence des eaux champenoises, quand les hygiénistes les plus consommés disputent encore sur l'origine de cette désastreuse maladie et contestent l'action exclusive et même prépondérante des eaux potables!

Mais faisons encore une concession aux séquanistes : admettons, en dépit des témoignages qui précèdent, que le goître reconnaît pour cause unique la mauvaise qualité des eaux potables, nous serons toujours en droit de leur dire, en alléguant les résultats certains, irrécusables, de l'analyse chimique :

Quelle que soit l'opinion que vous adoptiez, quelle que soit la cause intime à laquelle vous rattachiez la production du goître; — que ce soit l'insuffisance de l'air ou de l'oxygène dans l'eau, comme le veut M. Boussingault; — l'excès du sulfate de chaux, comme le prétend M. Bouchardat; — la prédominance des sels magnésiens, comme l'enseigne M. Grange; — l'absence d'iode, comme l'affirme M. Chatin, — les eaux des sources champenoises ne sont atteintes par aucune de ces théories. Elles sont suffisamment aérées et oxygénées; elles ne renferment que des traces de sulfate de chaux et de sels magnésiens; enfin elles contiennent de l'iode en proportion convenable. Leur composition chimique les met donc à l'abri de toute attaque et même de tout soupçon en ce qui concerne le goître.

Au reste, voici un dernier argument qui, je l'espère, touchera profondément le cœur des séquanistes, et refroidira peut-être leur enthousiasme pour la doctrine de l'influence exclusive des eaux potables sur la production du goître.

« Il y a, dit M. le docteur Vingtrinier, dans l'arrondissement de Rouen, quarante-neuf communes riveraines, dont *vingt-cinq* sur le territoire desquelles on observe le goître endémique; et il est remarquable que *toutes, excepté une, sont situées sur les rives de la Seine.* »

Que diraient les séquanistes si, nous appuyant sur un fait si frappant, nous venions à déclarer que les eaux de la Seine engendrent le goître! Ils se récrieraient de toutes leurs forces, et ils auraient raison. Et pourtant nous ne ferions que renvoyer à la Seine le trait qu'ils ont lancé imprudemment contre la Dhuis; car, si l'existence de *quelques* goîtreux sur les bords de la Dhuis autorise nos contradicteurs à flétrir et à répudier les eaux de cette rivière, à plus forte raison l'existence de *vingt-quatre communes* affligées de goître sur les rives de la Seine nous permettrait-elle de mettre en suspicion les eaux de ce fleuve et de les déclarer malfaisantes à la face du monde. Nous pourrions même nous servir d'autant mieux de cet argument, que les faits produits par MM. Titon, Sallangre et Chevillion semblent se rapporter surtout au goître *sporadique*, c'est-à-dire un goître rare, isolé et subordonné à des conditions hygiéniques tout à fait individuelles; tandis que dans le cas cité par M. Vingtrinier, il s'agit bien évidemment du goître *endémique*, c'est-à-dire du goître régnant souverainement sur une localité et infectant une notable proportion des habitants, du seul goître dont le développement puisse se rattacher à des influences hygiéniques générales, telles que la constitution géologique du sol, la composition chimique des eaux, etc.

Je résume tout ce qui précède dans les propositions suivantes :

1° Nul auteur, en médecine, ne signale l'usage des eaux

de sources, ni parmi les causes du cancer de l'estomac ou des autres maladies organiques de ce viscère, ni parmi les causes de la cataracte.

2° L'influence des eaux potables sur la production de la carie dentaire, de la gravelle et de la scrofule est admise seulement par quelques médecins ; elle est douteuse pour beaucoup d'entre eux et niée formellement par le plus grand nombre.

3° Cette influence est particulièrement incertaine et vivement contestée pour le goître.

4° La cause de cette monstruosité doit être cherchée : dans l'eau, d'après les uns ; dans l'air, selon les autres ; dans le sol, suivant quelques-uns ; et alors, soit dans un de ces éléments isolés, soit dans les trois réunis.

5° Les hygiénistes qui placent dans l'eau potable la cause du goître sont loin de s'entendre sur le principe dont la présence ou l'absence produit cette lésion. Les uns accusent le défaut d'oxygène, les autres le défaut d'iode ; ceux-ci l'excès de sulfate de chaux, ceux-là l'excès de sels magnésiens.

6° En présence des faits contradictoires allégués par les savants fauteurs de ces quatre doctrines, la majorité des hygiénistes pense qu'il ne faut pas attribuer le goître à une cause exclusive, mais bien à l'action combinée de plusieurs circonstances hygiéniques générales, météoriques, telluriques, sociales, etc.

7° L'incertitude et la confusion qui règnent encore sur l'origine du goître interdisent formellement aux séquanistes de soutenir, comme ils l'ont fait, que l'usage des eaux de la Dhuis propagera dans Paris cette désolante maladie.

8° Même en admettant que les eaux potables soient la cause exclusive du goître, les eaux des sources champenoises sont incapables de produire cette lésion, puisque leur composition chimique est irréprochable à cet égard.

9° C'est à tort qu'on a invoqué contre l'usage des eaux de la Dhuis les cas de goître observés en Champagne par MM. les docteurs Titon, Sallangre et Chevillion. Ces exemples ne prouvent rien contre ces eaux et ne peuvent porter atteinte à leur bonne renommée : — d'abord, parce que, de l'aveu même de ces honorables médecins, les goîtreux dont ils parlent ont coutume de boire, non des eaux de la Dhuis, mais des eaux de puits saturées de sulfate de chaux; ensuite parce que ces cas de goître sont tellement rares, tellement isolés, qu'ils ne sauraient se rapporter au *goître endémique*, c'est-à-dire à cette forme de goître qui s'étend, qui se propage dans toute une contrée, qui s'associe au crétinisme, qui en est le signe précurseur habituel; de cette forme de goître, en un mot, que les hygiénistes présentent avec raison comme un des plus déplorables fléaux qui puissent affliger l'espèce humaine.

10° Il résulte de tout ceci que c'est bien gratuitement et tout à fait à tort qu'on a accusé les eaux champenoises de porter en elles le germe des plus redoutables maladies.

XVI

Nouveaux témoignages en faveur de l'approvisionnement des villes par les eaux de source.

Ce système a pour lui les suffrages de la majorité des hygiénistes.

Le plan municipal est de tous points conforme aux prescriptions de la science.

Conclusion définitive.

Parvenu à la fin de ma tâche, j'éprouve plus que jamais le besoin d'étayer sur les autorités les plus graves, sur les doctrines des hommes les plus compétents, l'opinion que je cherche à faire prévaloir.

Or, les hygiénistes les plus éminents de nos jours sont unanimes à proclamer la supériorité des eaux de source sur les eaux de rivière pour l'usage domestique; tous se prononcent en faveur du système des aqueducs et de la dérivation.

On sait avec quel talent Dupasquier a soutenu et démontré la suprématie des eaux de source comparées aux eaux de rivière.

Le mémoire de ce savant médecin, qui a opéré une véritable révolution dans l'hygiène publique, en ce qui concerne le choix des eaux pour l'approvisionnement des villes, a eu le rare mérite de rallier la majorité des hygiénistes à une opinion injustement discréditée. Ce mémoire fait toujours et fera longtemps autorité dans la science.

Un ouvrage non moins important et où la question est traitée d'une manière plus complète encore, c'est le mémoire de M. Darcy, sur la distribution d'eaux de source dans la ville de Dijon.

Grâce aux magnifiques travaux de dérivation exécutés sous la direction de cet habile hydrographe, Dijon se flatte, à juste titre, de posséder un des plus beaux services hydrauliques du monde.

On peut lire dans le rapport de M. Robinet l'opinion émise en faveur des eaux de source par le Conseil d'hygiène et de salubrité de la ville de Lyon, et par la Commission chargée de l'examen d'un projet de distribution d'eau à Bordeaux.

Le Conseil d'hygiène de Lyon confesse hautement « sa prédilection ancienne et motivée pour les eaux des sources de Neuville, de Roys et de Fontaine, en les destinant exclusivement aux usages alimentaires. »

La Commission bordelaise préfère les eaux de source aux eaux de rivière, parce que celles-ci « sont sujettes à toutes les variations de température; qu'elles seraient, par conséquent, chaudes en été et froides en hiver, ce qui est un grave inconvénient pour des eaux destinées à la boisson; parce que ces eaux ont besoin d'être filtrées, et que la filtration en grand des eaux de la Garonne est regardée comme impossible. »

J'ai déjà dit avec quelle fermeté le Comité supérieur d'hygiène de Londres s'était déclaré pour le système du drainage et de la dérivation.

« Au lieu de prendre l'eau dans les rivières, où elle arrive altérée et modifiée par les matières étrangères, dit M. Ward, un des membres les plus considérables de ce Comité, nous allons la chercher à la source la plus pure, au pied des collines, dans les terrains sablonneux, où nous plaçons des tuyaux collecteurs qui sont comme des sources artificielles. »

« Autant que possible, dit aussi M. le docteur Boudin, il convient de recueillir les eaux à leur source et dans les lieux de chute pluviale, à l'aide de tuyaux de drainage, de digues et de réservoirs.... Toutes choses égales d'ailleurs, on doit préférer l'élévation naturelle de l'eau à son élévation par des moyens artificiels. »

M. le docteur Grellois, auteur d'un travail remarquable sur les eaux potables, se prononce également en faveur des eaux de source, « plus fixes dans leur température et dans leur composition chimique que les eaux de rivière. »

M. le professeur Tardieu, dans la nouvelle édition (1862) du *Dictionnaire d'hygiène publique et de salubrité*, parle avec éloge des « beaux mémoires » de M. le préfet de la Seine, et ne croit pas pouvoir mieux faire que d'emprunter à « ces importants travaux » les passages où « sont si nettement posées les conditions d'un bon service » d'eaux publiques, passages qui contiennent la condamnation formelle des eaux de rivière, la proscription des machines élévatoires, l'apologie des eaux de source, et la réhabilitation des antiques aqueducs.

L'acquiescement de M. Tardieu ne pouvait pas être plus complet. Un pareil suffrage est précieux pour le projet de l'édilité parisienne.

M. le docteur Guérard, dont l'opinion est d'un si grand poids, et qu'il faut toujours citer en matière d'hygiène publique, s'exprime ainsi :

« Les eaux de source doivent être préférées pour l'approvisionnement d'une ville ; viennent ensuite les eaux de rivière... »

L'éminent hygiéniste base cette préférence : « 1° sur ce que les eaux de source se maintiennent à la température de l'eau potable dans des limites un peu restreintes pendant toutes les saisons de l'année, tandis que l'eau de rivière subit les variations les plus grandes suivant les saisons ; 2° sur ce que l'eau des sources est presque toujours limpide, tandis que celle des rivières est très souvent trouble, bourbeuse, chargée de matières organiques ; 3° sur ce que l'eau de source est généralement fournie en quantité invariable, tandis que l'eau de rivière s'épuise et se dessèche en été. »

M. Guérard insiste sur la nécessité de faire circuler l'eau dans des canaux couverts, et de la recueillir dans des réservoirs voûtés, afin d'écarter toutes les influences qui pourraient ou modifier la température ou altérer la pureté du liquide.

Voici en quels termes M. Guérard exprime son admiration sincère pour le service des eaux de Dijon, qu'il regarde comme la réalisation de l'idéal hygiénique, et qu'il propose comme le meilleur modèle à suivre :

« C'est, dit-il, une ville grande, belle, riche, bien peuplée, qui, grâce à des travaux conduits avec une intelligence et une économie rares, se trouve en possession d'eaux de source, amenées dans son sein par un aqueduc souterrain, qui ne leur laisse rien perdre de leurs propriétés. Ces eaux réunissent toutes les qualités physiques et chimiques désirables ; elles sont limpides, d'une température de 10 degrés en toute saison, très agréables à boire. Leur composition chimique les rend propres à tous les usages domestiques, industriels ou municipaux. Elles sont versées avec une abondance telle que la part attribuable à chaque habitant varie entre 200 et 600 litres par jour. Les moyens de distribution sont si bien entendus, qu'ils n'exigent presque aucuns frais d'entretien, et que ces eaux coulent sans interruption toute l'année, soit par des fontaines monumentales, soit par des bornes-fontaines assez multipliées pour que la plus grande distance à parcourir pour le puisage n'excède pas 50 mètres. Enfin ces eaux, qui tempèrent les ardeurs de l'été en s'épanchant à la surface du sol, sont dirigées sous terre, durant les rigueurs de l'hiver, au moyen de conduits souterrains, qui leur procurent un facile écoulement au dehors. »

La thèse de M. Guérard, d'où j'extrais ce passage, est citée si fréquemment et avec tant d'éloges par MM. Michel Lévy, Fleury et Becquerel, dans leurs *Traités d'hygiène*, qu'on ne pourrait douter de l'adhésion de ces éminents médecins aux principes énoncés ci-dessus.

Enfin, le système que nous préconisons a reçu comme une consécration suprême de la part du dernier Congrès hygiénique de Bruxelles. Dans cette assemblée, qu'on pourrait nommer à juste titre un *concile œcuménique* d'hygiène, il a été formulé une sorte de code ou de symbole, relatif à la distribution des eaux dans les villes, qui renferme les déclarations suivantes :

« L'eau des rivières et des cours d'eau ne peut être employée aux usages domestiques que lorsqu'elle est dégagée de toute impureté... Il y a lieu de donner la préférence aux eaux recueillies dans les sables siliceux, dans les terrains graniteux ou schisteux... Les eaux, pour être pures et douces, doivent, autant que possible, être captées à leur source. A cet effet, on peut choisir un terrain suffisamment vaste, à surface sablonneuse, où l'on recueille les eaux pluviales absorbées par le sol et ayant subi une sorte de filtration naturelle, à l'aide de tuyaux de drainage, de digues et de réservoirs. Les eaux doivent être conduites par des canaux couverts, suivant la ligne la plus courte, avec une pente suffisante. Les réservoirs doivent être couverts et citernés. »

En lisant ces paroles, ne croirait-on pas avoir sous les yeux le projet de dérivation des eaux de la Champagne, tel qu'il a été adopté par l'édilité parisienne ?

Après les citations nombreuses et les témoignages imposants que nous venons de produire, croit-on, de bonne foi, que les séquanistes aient le droit, *au nom de la science*, de proscrire les eaux de source, de les déclarer malsaines et nuisibles, et de dénoncer le projet municipal comme une sorte d'attentat à la salubrité de la ville et à la santé des citoyens !

Les eaux destinées à l'alimentation de Paris sont pures, limpides, d'une température constante, fraîches en été, tempérées en hiver.

Elles ne possèdent aucun des défauts que leur attribuent les séquanistes ;

Elles sont douées, au contraire, de toutes les qualités chimiques que réclame l'hygiène, ainsi que l'attestent les analyses de MM. Boussingault, Mangon, Poggiale et Beaugrand ;

Par conséquent, loin d'être malfaisantes, elles sont essentiellement favorables à la santé et propres aux usages domestiques.

Le plan municipal, mûri par de longues études, soumis au contrôle de la discussion publique, approuvé par les savants les plus compétents, par les hommes les plus consciencieux et les plus éclairés, ne néglige aucune précaution pour conserver à l'eau ces précieuses qualités, et pour remplir rigoureusement les exigences du programme.

Nous avons vu, de plus, qu'il était en conformité parfaite avec les prescriptions de la science.

Que manque-t-il donc au projet de dérivation pour mériter l'adhésion des hygiénistes et pour gagner la confiance de tous?

Rien, absolument rien !

D'où je conclus que la réalisation prompte et complète de ce plan sera pour Paris un véritable bienfait, et pour l'administration actuelle un de ses plus beaux titres à la reconnaissance publique et à l'admiration des siècles.

TABLE DES MATIÈRES

FIN DE LA TABLE.

Paris. — Imprimerie de L. MARTINET, rue Mignon, 2.

BIBLIOTHEQUE NATIONALE DE FRANCE
3 7531 03987929 2

www.ingramcontent.com/pod-product-compliance
Ingram Content Group UK Ltd.
Pitfield, Milton Keynes, MK11 3LW, UK
UKHW020348230726
13925UKWH00003B/1021